在宅医療のエキスパートが教える

年をとったら食べなさい

医師 佐々木淳

飛鳥新社

はじめに

世界のご長寿は「質」より「量」?「なんでも」「もりもり」食べている!

「人類史上でもっとも長生きした女性」とされ、長寿世界記録にもなったフランスのジャンヌ・カルマンさんをご存じでしょうか?

記録ではなんと122歳まで生きたとされています。

彼女の好物はなんと「赤ワインとチョコレート」。1週間に1キロほどのチョコレートを食べ、さらにタバコも吸っていたそうです。

そして嫌いなものは「野菜」で、自分の好きなものしか食べなかった……と言われています。

福岡市の田中カ子《かね》さんは、世界最高齢でギネス世界記録にもなりましたが、現在なんと118歳。

田中さんは食べものの好き嫌いがなく、1日3食の食事をほぼ完食するそうです。好物は「甘いもの」。缶コーヒー、栄養ドリンク、炭酸飲料などを毎日3本飲んでいるとか。

115歳のときに出演されたテレビのインタビューでは、「死ぬ気がせんです!」と元気に答えられていました。


ほかにも100歳を超えて元気に生きる方(センテナリアン)は、

「甘いものが大好き。特にアイスクリームとチョコレートをよく食べる」

「クッキーと卵が大好きで毎日食べている」

「何十年も、ジャムパンと牛乳が昼食」


などと答えているのです。

「添加物やジャンクなものは避けて」
「糖質は摂り過ぎない」
「緑黄色野菜をしっかり食べる」
「青魚が健康にいい」

など、さまざまな健康法や食事法がありますが、私が見てきた長生きでお元気なお年寄りほど、共通して**「もりもり食べている」**印象があります。

先ほどご紹介したセンテナリアンも、アイスクリームだとか炭酸飲料だとか、一般的には「体に悪そうな食べもの」を好んでらっしゃいますよね。

そう、「何を食べているか」よりも、「とにかく、しっかり食べている」ことが共通点なのです。

食べるものがすべてジャンクでいい、ということではありません。

ただ、**年をとってきたら何より大事なのが、「質よりも量」**ということ。

とにかくたくさん食べて、体重を増やした方に元気なお年寄りが多いのです。

こう言うと、

「適正な体重じゃなきゃいけないんでしょ？」

なんて声もいただきます。


実はこれが違うのです。

若いころはＢＭＩ22くらいが健康によいとされ、医師にも中性脂肪だとか、血圧だとか、減塩だとかについて口酸っぱく言われてきたと思います。

しかし、65歳を超えて高齢になってくると、この常識は非常識になります。


つまり、**「標準体重＝いちばん健康」ではなくなるのです。**

ここで、文部科学省の研究班が、65～79歳の高齢者を11年間追跡調査した衝撃のデータ「高齢者の死亡リスクとＢＭＩ（※）の関係」を紹介します（詳しいデータは57～59ページを参照）。

この調査によると、**「男性はＢＭＩ27・5～29・9、女性はＢＭＩ23・0～24・9のとき、いちばん死亡リスクが低い」**という結果が出ています。

具体的な数字で言うと、

・女性でＢＭＩ24・9の場合、１５５センチで60キロくらい。
・男性でＢＭＩ29・9の場合、１７０センチで85キロくらい。

ＢＭＩでは、「ぽっちゃり」「軽度肥満」の数字です。
「でもさすがに、これ以上増えたら太り過ぎで危ないんでしょう？」

（※）ＢＭＩ（Body Mass Index：ボディマス指数）とは身長と体重から算出される肥満度のこと。BMI22を適正体重（標準体重）とし、統計的に最も病気になりにくい体重としている。

と思われるかもしれません。

しかし、それも間違いです。

女性の場合も、ＢＭＩ29・9くらい（155センチで70キロ）までは、標準といわれているＢＭＩ22のときと死亡リスクは変わらず、ほぼ横ばいです。男性にいたっては、やせている方に比べ、太っている方のほうが明らかにリスクが低いのです。

「じゃあ、標準よりもなぜ太る必要があるの？」

と思われるかもしれません。

それは**「体重を増やすことで、高齢者の方ならではの別のリスクを避ける」**ためです。

詳しくは本書で解説しますが、高齢者には肥満による高血圧や中性脂肪、コレステロール値などよりも、もっと大きなリスクがあります。

それが**「低栄養」**と**「虚弱（フレイル）」**です。

そして、**フレイルを防ぐ有効な手段が、「太ること」**なのです。

私は15年以上、在宅医療の専門家として、6000人を超える高齢者を診てきました。

月に一度10分程度、様子を見る病院勤務の医師とは異なり、在宅の高齢者の生活に密着し、最期は看取りを行なうこともあるため、長いお付き合いの中で、高齢の方の日々の習慣やちょっとした体調の変化などにも自然と気がつきます。

そこで気づいたのは、「年をとるごとに、太っていくのが健康」という高齢者の健康基準を知らずに、無理なダイエットや食事制限をする高齢の方が非常に多いことです。

「太っているお年寄りほど健康」

これが、多くの高齢者を見続けてきた私が考える結論です。

「少食」「断食」などが健康にいいと言われ、高齢の方までもが必要以上にやせてしまうことには強い違和感を覚えます。

本書では、いままで知られていた情報をアップデートし、高齢の方向けに得られた新たな健康常識を、最新の医学データで示すことを目指しました。

ぜひ新たな健康常識を知り、楽しく暮らしていただくヒントにしてくださされば幸いです。

「在宅医療のエキスパートが教える　年をとったら食べなさい」　もくじ

プロローグ

年をとったら健康常識を「180度」変えよう

パート1

気をつけて！「やせ過ぎ」の人は危険です！

パート

②

血圧や血糖を気にするより、とにかく食べなさい！

パート
③ しっかり食べて健康になる！シニア版「最強の食事術」

パート

④ 食べられる体、動ける体を「運動」で守り抜く！

STAFF
編集協力　高橋明
デザイン　小口翔平・阿部早紀子（tobufune）
イラスト　伊藤カヅヒロ
校正　鷗来堂

プロローグ

年をとったら
健康常識を
「180度」変えよう

日本人の「約8割の高齢者」がつらい死に方をしている

年老いて体が弱ってきても、みじめな思いや苦しい思いはしたくない――。

誰もがそう願って生きています。

自分もいつかは衰える。いつかは死ぬときだってくるだろう。でも、できることならつらい思いをすることなく、寝たきりや要介護になることもなく、自分らしさを保ったまま、自宅で穏やかに人生の最期を迎えたい――。

みなさんもそんな希望を抱いているのではないでしょうか。

しかし、そんな希望が叶えられる人は実際にはほんの一握りです。

いまの日本では自宅で穏やかに死ぬことができる人はごく少数しかいません。

では、大多数の人は、どういう状態で亡くなっているのか。

多くは病院などの医療施設で、かなり不本意な亡くなり方をしています。

あまり想像したくないかもしれませんが、ほとんどの人は、病院のベッドで

「食べること」や「動くこと」を制限され、筋肉が落ちて骨と皮だけのようにガリガリにやせ細り、点滴や胃ろうでなんとか命をつなぐようになって……。

そして、最終的には「生きる」というよりは「生かされている」ような状態で、本人や家族の望まぬかたちで亡くなっています。

こういう亡くなり方は、本人や家族はもちろん、まわりから見ていても、とてもつらくて切ないものです。

もちろん、誰だって、つらくて切ないかたちで人生のラストを迎えることは望んでいません。

ところが、現実に目を向けると、**いまの日本では高齢者の約8割がこれと似たり寄ったりの「つらくて切ないパターン」で病院で亡くなっている**のです。

年老いて弱った親を〝仕方なく〟入院させて、同じようなかたちで見送った経験をされた方も多いかもしれません。

人生のラストを「つらいもの」にしないために必要なこと

でも、おかしいと思いませんか？

みんながみんな、「こういう死に方だけはしたくない！」と思っているのに、現状では、ほとんどの人が〝こういう死に方しかできない〟状況になってしまっているわけです。

なんとかしてこの状況を変えていくことはできないものなのでしょうか。

実は、方法はあります。日々実践すれば、人生のラストステージを、自分らしく、人間らしく送れるようなコースへと変えていける――そういう方法があるのです。

その方法の1つが、「しっかり食べること」です。

なぜ、「食べること」が人生のラストを変えることにつながるのでしょうか？

これを知っていただくことが本書のテーマなのですが、ここでちょっとだけお話ししておきましょう。

そもそも、日本の高齢者はやせ過ぎ、食べなさ過ぎです。要介護や高齢になるに従い、体重が減っていく方が目立ちます。

また、日本人には「年をとれば、自然にやせてくるのが当たり前」と考えている人が多いのですが、これも大きな間違いです。むしろ、まったく逆で、**高齢者は年を重ねるとともに食べて体重を増やしていかなくてはなりません。**

後ほど詳しく述べますが、**高齢者の場合、やせていると要介護や死亡のリスクが大きく高まり、太っているほうが要介護や死亡リスクが少なくなる**ことがわかっているのです。

しっかり食べて体重を増やしておけば、肺炎や骨折などのリスクを減らして、入院リスクを低下させることができます。日本では入院をきっかけに衰えが一気に進んでしまう高齢者が非常に多いのですが、しっかり食べていれば、リスクを大幅に減らせるわけです。

つまり、**人生のラストをつらくて切ないものにしないための答えは、「日々**

しっかり食べること」。

いまのうちからしっかり食べて太っておけば、わたしたちは人生の最終場面を、より幸せで健やかな方向にコースチェンジすることができるのです。

「やせた高齢者」は入院したまま家に帰ってこられなくなる？

私は、在宅医療に特化した医療機関・悠翔会を運営する医師です。

私自身も行なっている訪問診療では、「医療が必要だけれど、自分で病院に通院することができない患者さんたち」に対し、定期的にご自宅を訪問することで健康管理のお手伝いをしていきます。

患者さんの多くは、「寝たきり」「認知症」「末期がん」などさまざまな問題を抱えていて、人生の最終段階を生きている方も少なくありません。

悠翔会では首都圏を中心に6000人を超える患者さんをご自宅で診察しており、毎年1200人以上の方をご在宅でお看取りしています。

そんな中で、私には長年気にかかっていたことがありました。

数多くの高齢の患者さんたちの診察を通じて気付いたのですが、**「やせた人」と「太った人」とを比べると、病後や退院後の回復力に非常に大きな差があるの**です。

先にも述べたように、高齢者にとって「入院」は大きなリスクです。

とりわけ、やせ型の高齢者の場合、入院したら最後、家に帰ってこられなくなってしまうケースが少なくありません。なんとか帰ってこられたとしても、体力や筋力がガクンと落ちた状態での帰宅となり、そのまま寝たきりとなってしまうケースが目立ちます。

一方、ぽっちゃりと太った高齢者の場合は、入院してもそう大きくは体力や筋力が落ちず、病院から退院してきてもわりとスムーズに回復できるケースが多い。

つまり、高齢者が病気をしたり入院をしたりしたあとに回復するかどうかは、「やせているか、太っているかで決まる」と言っても過言ではないのです。

高齢になったら、これまでの健康常識を「180度」ひっくり返す

それにしても、やせた人と太った人で、どうしてこんなにも大きな「差」がついてしまうのでしょう?

疑問に思った私は、海外、国内の文献をあたり、高齢者のやせが及ぼす影響を徹底的に調べることにしました。

また、世界各国の老人ホームを視察して、各地の高齢者がどのような食事をとっているのか調査研究も行なってきました。

すると、驚くべき事実がいろいろと浮かび上がってきたのです。

お年寄りが低栄養でこんなにやせているのは、先進国では日本くらいのもの。

そして、**「やせ細ることが、人生を台無しにしている」と言ってもいいほど健康面でのマイナスを引き寄せている**ことが明らかになったのです。

さらに、こうした調査や分析を長年続けた結果、もうひとつ見えてきた事実が

あります。

それは、日本の高齢者の多くが日々の健康管理において〝間違った常識〟にとらわれていて、かえって自分を窮地に追い込んでしまっているということ。

「健康によかれ」とやっていたことがまったくの逆効果になっており、自分の人生の終盤を「わざわざ不幸なもの」にしてしまっている傾向が見えてきたのです。

みなさんもこの〝ワナ〟にハマっている人が多いと思うので、チェックしてみましょう。たとえば、次のような〝常識〟にとらわれてはいませんか？

□年をとったらあまり食べなくなるのが普通だ
□カロリーの摂り過ぎはよくない
□体重は増やさないほうがいい
□粗食のほうが健康にいい
□血圧や血糖値、コレステロール値はとにかく下げるべきだ
□糖質の摂り過ぎはよくないから、ごはんを半分にしている

□もともと塩辛いものが好きだけど、仕方なく塩分を制限している
□ハンバーガーや牛丼など、ファストフード系の外食は健康に悪い
□コレステロールや脂肪の多いものは摂り過ぎない
□医者から出された薬は全部ちゃんと飲まなきゃいけない

これらの項目を見て、「どれもこれも当たり前の常識じゃないか。若い頃からさんざん医者からも言われてきたし、これくらいちゃんとわかってるよ」と思った方も多いのではないでしょうか。

しかし——。

高齢者の場合、これらの〝健康常識〟は正しいとは言えません。

年をとって衰えを自覚するようになったら、これまでの〝常識〟にとらわれていてはいけません。これがむしろ「健康寿命」を短縮し、人生の終盤を「つらくて切ないコース」へと方向転換してしまう要因になってしまうのです。

もちろん、年齢が若いうちはこうした健康常識を守っていく姿勢が必要なので

健康常識は「180度」変わる

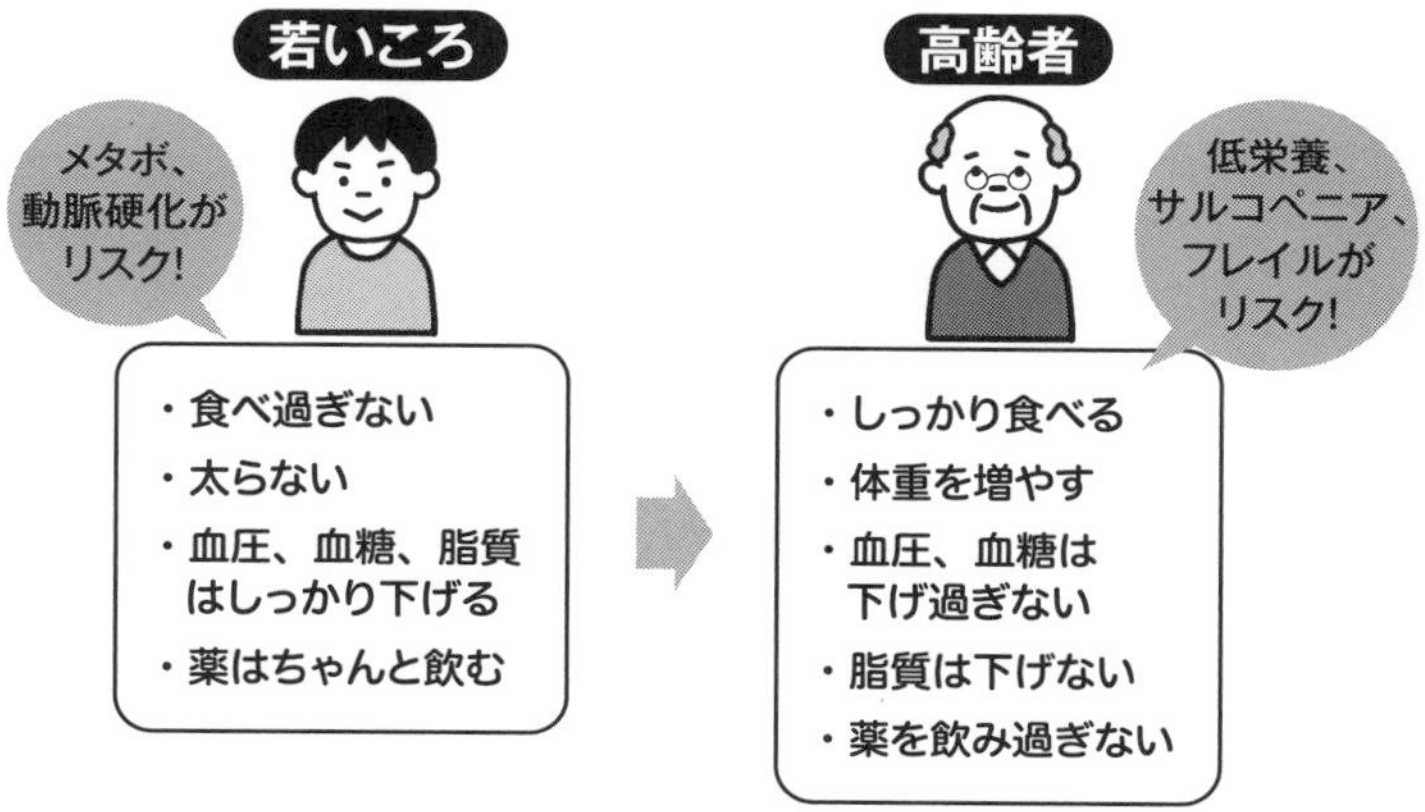
若いころ
メタボ、
動脈硬化が
リスク!
・食べ過ぎない
・太らない
・血圧、血糖、脂質
はしっかり下げる
・薬はちゃんと飲む
高齢者
低栄養、
サルコペニア、
フレイルが
リスク!
・しっかり食べる
・体重を増やす
・血圧、血糖は
下げ過ぎない
・脂質は下げない
・薬を飲み過ぎない

すが、それはあくまで「若いとき」の話。

高齢になってある程度体が衰えてくると、健康を維持・管理していくうえで守るべき優先順位がガラリと変わります。

「若い人」と「弱ってきた高齢者」とでは、「健康常識が180度変わる」と言ってもいいでしょう。

実際、私は訪問診療で高齢の患者さん方に対して、

「たくさん食べて体重を増やしてくださいね」

「できるだけカロリーの高いものを食べてください」
「血圧や血糖はあまり下げ過ぎちゃダメですよ」
「しょっぱいものがお好きなら、塩分はそこまで気にしなくていいですよ」
「コレステロールが高い食べものも気にせず食べてください」
「薬の飲み過ぎはかえって毒ですから、できるだけ減らしましょうね」

といったことをしょっちゅうアドバイスしています。

耳を疑う方もいらっしゃるかもしれませんが、これらはいずれもしっかりとした「医学的エビデンス」で裏付けされていることばかりなのです。

人間は、食べなくては生きていけません。

「食べること」は「生きること」です。

食が細ってくると、生きる力も細っていってしまいますが、食への勢いが増せば、おのずと生きる力の勢いもよみがえってきます。

人生の最終段階を前にして、「しっかり食べること」へとシフトチェンジできるかどうか――。

そう意識を変えることによって、人生のラストをしっかり生き抜けるかどうかが決まってくるのです。

食べることとは、人生の幸せにつながります。

しっかり食べて、最期まで自分らしく、人間らしく、人生の終盤まで、自分の好きなものを自分の口で、楽しく「食べて」いきましょう。

パート

1

気をつけて！
「やせ過ぎ」の人は
危険です！

衰えの始まりは
病気ではなく、
「あまり食べられ
なくなった」から

日本には、「年相応」という言葉があります。

たとえば、高齢になってだんだん食事量が減ってきたときなどにも、「ま、年相応なんじゃない？」とか、「もう70なんだから、年相応これくらいの量でいいのよ」などと言ってコトを済ませてしまう場合が少なくありません。

しかし——。

実は、この**「食事量の低下」こそが、高齢者に衰えの悪循環を呼び起こす第一歩**なのです。

要介護、寝たきり、入院治療、筋量減少、転倒骨折、誤嚥《ごえん》性肺炎……年をとれば、誰しもこうした事態に陥らないよう神経をとがらせているものですが、こういった**「高齢者が怖れる厄介な事態」は、すべて食事量低下の問題からスタートしている**と言ってもいいでしょう。

食事量が低下し始めると、一見、元気そうに見えていたとしても、水面下では「衰えの悪循環の歯車」がゴトンゴトンと不気味な音を立てて回り始めます。

そして、この悪循環の歯車をほうっておくと、あんなに警戒していたはずの

「厄介な事態」が、あれよあれよと進行していくのです。

どのように悪循環が進んでいくのか、ざっくりと説明しておきましょう。

食事量が低下すると、身体を動かすためのエネルギーと身体の材料となるたんぱく質が不足します。この状態を「低栄養」といいます。

栄養が足りなくなると、私たちの身体は自らの身体を分解して、不足するものを補おうとします。特に筋肉は維持費がかかる（多くのエネルギーを消費する）たんぱく源であることから、優先的に分解され、筋肉量はてきめんに減少していきます。

これが原因で足腰が弱れば、歩く速度が遅くなります。また、転倒や骨折のリスクも高くなります。

また、喉や舌の筋肉量が低下すると、食べたり飲んだり吐き出したりする機能（咀嚼《そしゃく》・嚥下《えんげ》機能）も低下し、誤嚥（食べ物や唾液をうまく飲み込めず、誤って肺のほうに流れてしまう）のリスクも高くなります。

「食べる」のが何より重要！

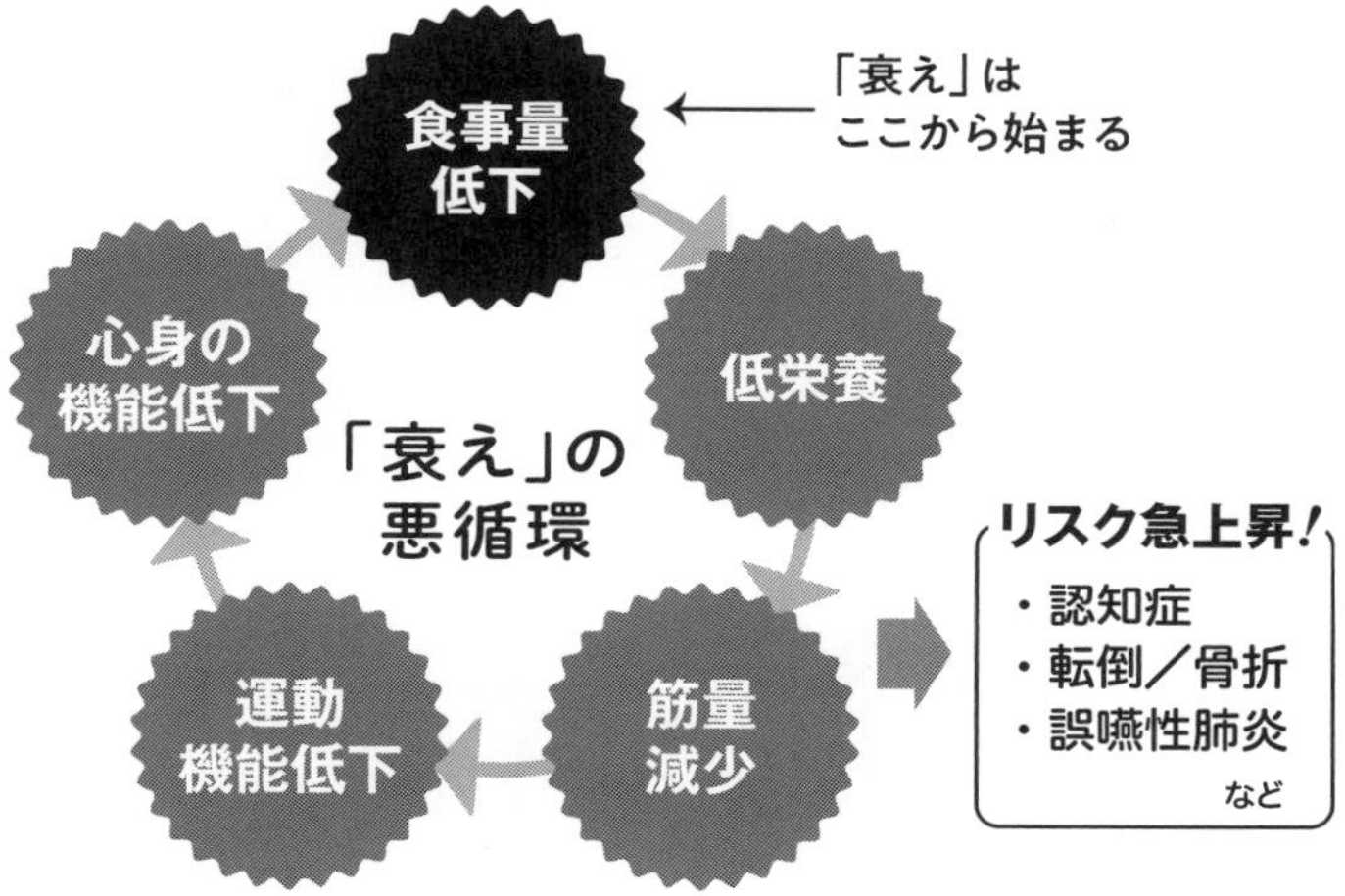

筋肉量が減少すると、当然運動機能も低下するため、少し動いただけで疲れるようになり、外に出歩くのが億劫になって家に引きこもるようになってきます。

家から出なくなると、運動機能が低下し、食欲や食事の回数が減って食事量が低下し、ますます筋肉量が減ってしまう……。

やがて、日常の動作にも介護が必要な状態になり、歩行が困難になり、寝たきり状態となって、同時に認知症も進んでくる……。

体はやせ細って体力も落ち、誤嚥性

肺炎や骨折を起こして入院でもすれば、そのまま家に帰ってこられなくなるかもしれません。

このように、食事量低下をきっかけに、どんどん悪いほうへ悪いほうへとコトが進んでいってしまうのです。

みなさんのまわりにも、同じようなかたちで「みるみる衰えていってしまったお年寄り」や「階段を転げ落ちるように弱っていったお年寄り」がいらっしゃるのではないでしょうか。

では、こうした衰えの悪循環にハマるのを未然に防ぐには、いったいどうしたらいいのでしょう。

防ぐ手立ては、ただひとつ。そう、「しっかり食べること」です。

私は、高齢者を窮地におとしいれる肺炎、骨折、認知症の進行などといった問題は、どれも根っこが同じと考えています。それが、「食事量の低下による低栄養」です。

衰えの悪循環に陥らないようにするには、「食事量をしっかりキープして、低栄養にならない」ことが、唯一最良の解決法と言えます。

「食べること」は私たち人間が生きていくためのいちばんの基本ですが、とりわけ高齢者にとっては、この先「元気に生きられるか／弱って死んでいくか」を決定付けるくらい重要な意味を持つことなのです。

ですから、年をとったら決して日々の食事を軽んじてはいけません。くれぐれも「食べる量が減ってくるのは、年相応で仕方ないことなんだ」なんて考えないようにしてください。

とにかく食べる。毎日しっかり食べる。

もし、おいしく食べることができなくなる、食べているのに体重が減ってくる、そんなことがあっても、「年だから」で片付けないでください。

もちろん老衰が進めば、いつかそんなときがきますが、それは本当に最期が近いとき。どうやったらおいしくしっかり食べられるか、考えてみましょう。

日本人の80％は、介護や寝たきりの状態で最期を迎える

人間は誰でも年をとります。年老いれば、誰しも病気や衰えに悩まされ、だんだん体を思うように動かせなくなって、いつかは死を迎えます。

これらは、できることなら向き合いたくないテーマです。でも、ここであえてシビアな現実に目を向けてみることにしましょう。

日本人の場合、老衰で亡くなる人は全体の5％ほど。事故や病気などで予期せずに亡くなる突然死の人が15％ほどいます。

大多数を占める残り80％の方々はだいたい似たような流れで老い衰えると説明しましたが、これを日本人に多い「疾病モデル」と呼んでいます。

では、ここで疾病モデルの典型例・Aさんの流れをたどってみましょう。

Aさんは75歳のときに脳梗塞を起こし、救急車で病院に担ぎこまれました。一命はとりとめたものの、右半身に多少の麻痺が残り、退院後は外を出歩くのを嫌がって、家にこもる時間が多くなってしまいました。

退院から1年後、筋力が落ちていたせいか、家の玄関で転んで足を骨折。再び入院することに。手術は無事終了しましたが、その後のリハビリは思うように進まず、退院したときは車椅子の状態に。「要介護」と認定されます。

2年後、78歳のときに肺炎を起こして再度入院。原因は「誤嚥性肺炎」でした。なんとか回復して帰宅したものの、むせが目立つようになり、食事に時間がかかるようになりました。その半年後に再び誤嚥性肺炎で入院。さらに飲み込む力が弱くなって体力と筋力の低下も進み、寝たきりに近い状態に。認知症の症状も現れるようになってきて、Aさんは介護付き有料老人ホームに入居することになりました。

それからの5年間は、老人ホームと病院を行ったり来たり。食事の誤嚥も目立つようになり、医師から「もう口から食べるのは難しい」と診断されました。その後、胃ろうを造設し、栄養管理をしていましたが、唾液の誤嚥で肺炎を繰り返すようになり、83歳のとき、病院のベッドで、点滴治療を受けながら亡くなられました。

いかがでしょうか？　Aさんと同じように、日本人の80％は、人生のラスト

日本人の80%が陥る「疾病モデル」

日本人のほとんどは「入院」をきっかけに急激に機能が衰え、
その後長い間、介護や寝たきりの状態が続く

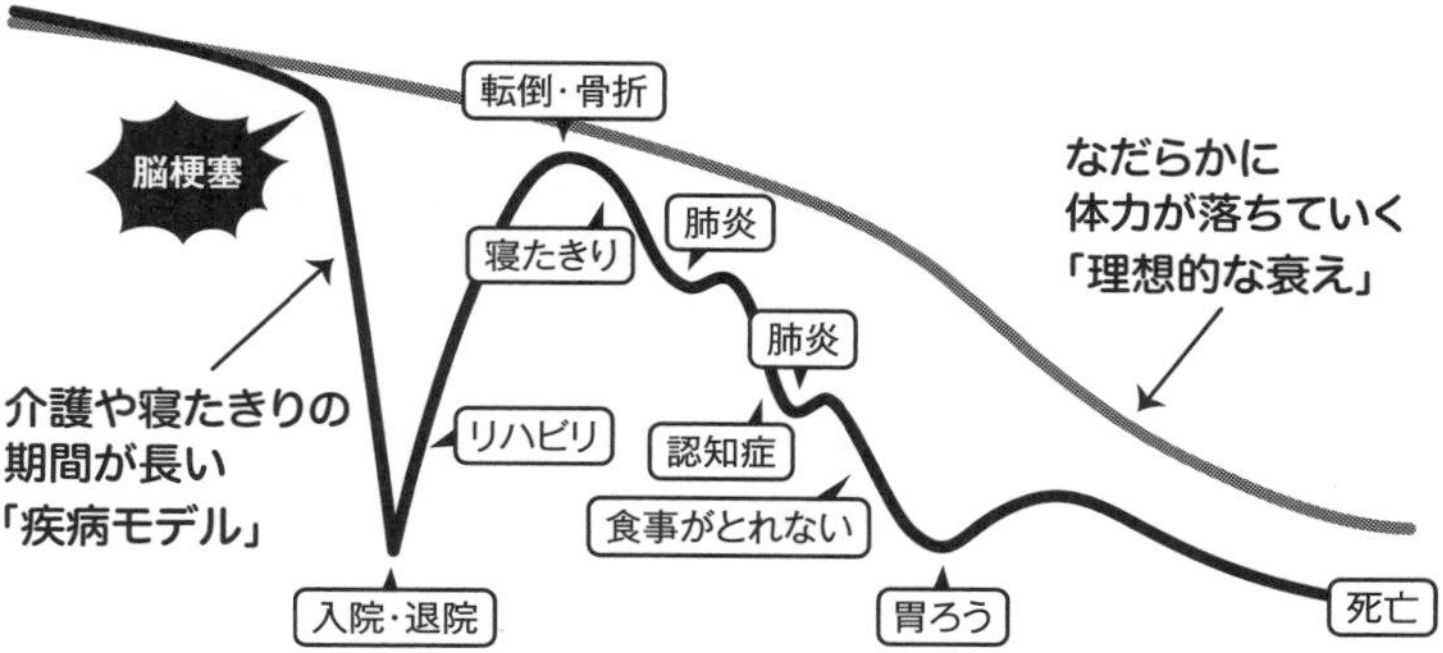

10年を医療や介護が必要な状態で過ごしています。

この疾病モデルの流れに乗らないために、重要なポイントがあります。それは、**高齢者の衰えを大きく加速させる二大要因である「肺炎」と「骨折」を防ぐこと。**

たとえ大きな病気をしたあとでも、肺炎や骨折さえ起こさなければ、入退院を繰り返すこともなく、平穏に晩年を送ることができます。

そして、肺炎と骨折を防ぐために必要なのが「食べること」なのです。

やせ細った人は「肺炎」と「骨折」の落とし穴にハマりやすい

突然ですが、質問です。みなさんは、在宅の高齢者が救急車で緊急入院する「いちばん多い原因」はなんだと思いますか？

その答えは「肺炎」です。緊急入院原因のダントツの1位で、約3分の1を占めています。

2番目に多いのが「骨折」です。肺炎と骨折を合わせると、なんと高齢者の緊急入院理由の45％。つまり、約半数を占めることになります。

もちろん、がんなどの病気が悪化したり、脳卒中や心筋梗塞を起こしたりして緊急入院をする人もいますが、これらの多くは持病や年齢を考えると、避けるのが難しいもの。予防が可能な肺炎と骨折が、高齢者の健康を脅かす大きな要因になっているのです。

では、もうひとつ質問です。みなさんは、「高齢者緊急入院件数の約半数を占める肺炎と骨折」が、いったいどういう原因から起こっているかわかりますか？

実は、**低栄養による「やせ」が大きな原因となっている**のです。

なぜ、やせていると落とし穴にハマりやすいのでしょうか？　骨折のほうは、

日本の在宅高齢者の緊急入院の原因は？

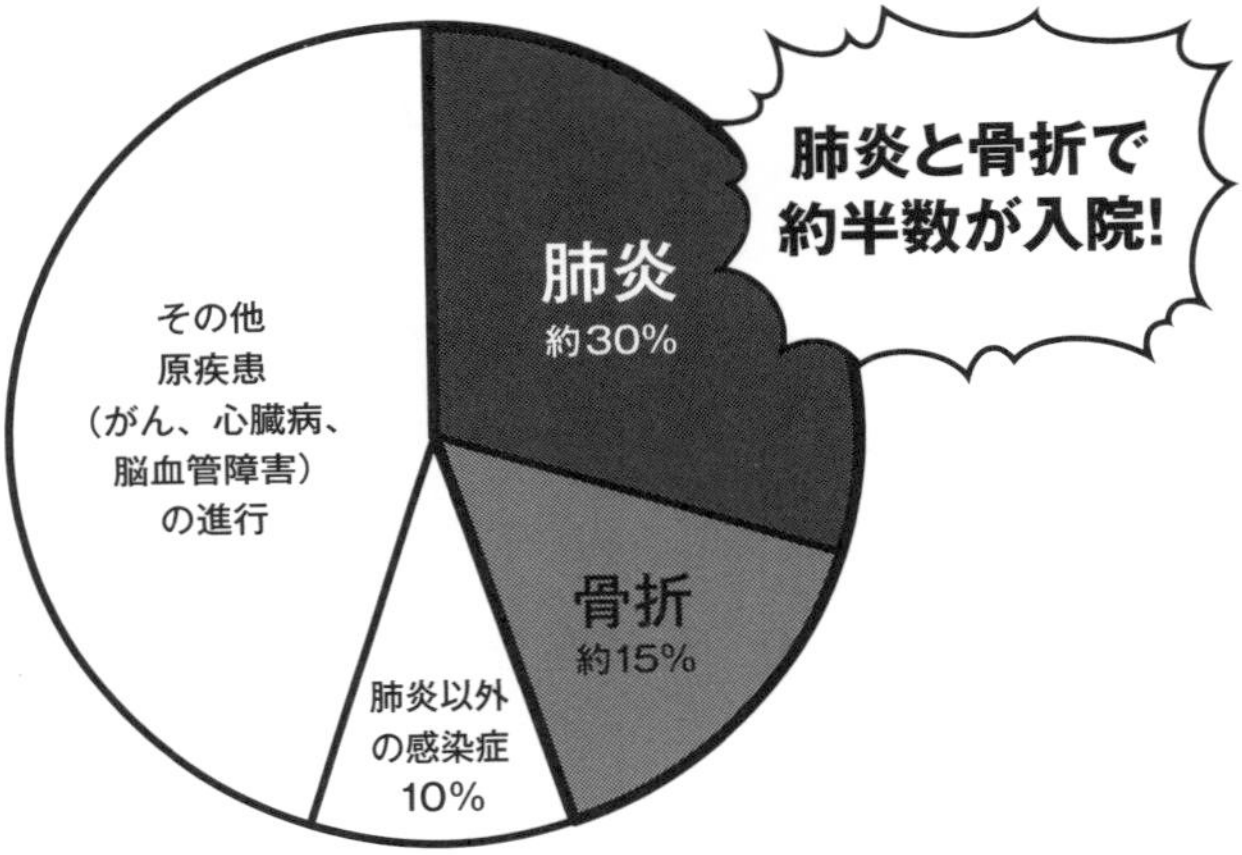

出典：『メディカル・アライアンス Vol.1 No.1』（学研メディカル秀潤社）2015

だいたいの想像がつきますよね。

低栄養で筋肉もやせてくると、当然、運動機能が低下してきます。**筋力、瞬発力、持久力、バランス力……こういった筋肉の機能が軒並み落ちてきて、転倒を起こしやすくなってくる**のです。

高齢の方はそもそも骨粗しょう症で骨がもろくなっているケースが多く、転倒の衝撃で簡単に「ポッキリ」と骨折してしまうことが少なくありません。

しかも、高齢者の場合、骨折した骨は治ゆに時間がかかります。そうして、長い期間ベッドに横たわるうち

年をとると、肺炎のほとんどが誤嚥性肺炎になる

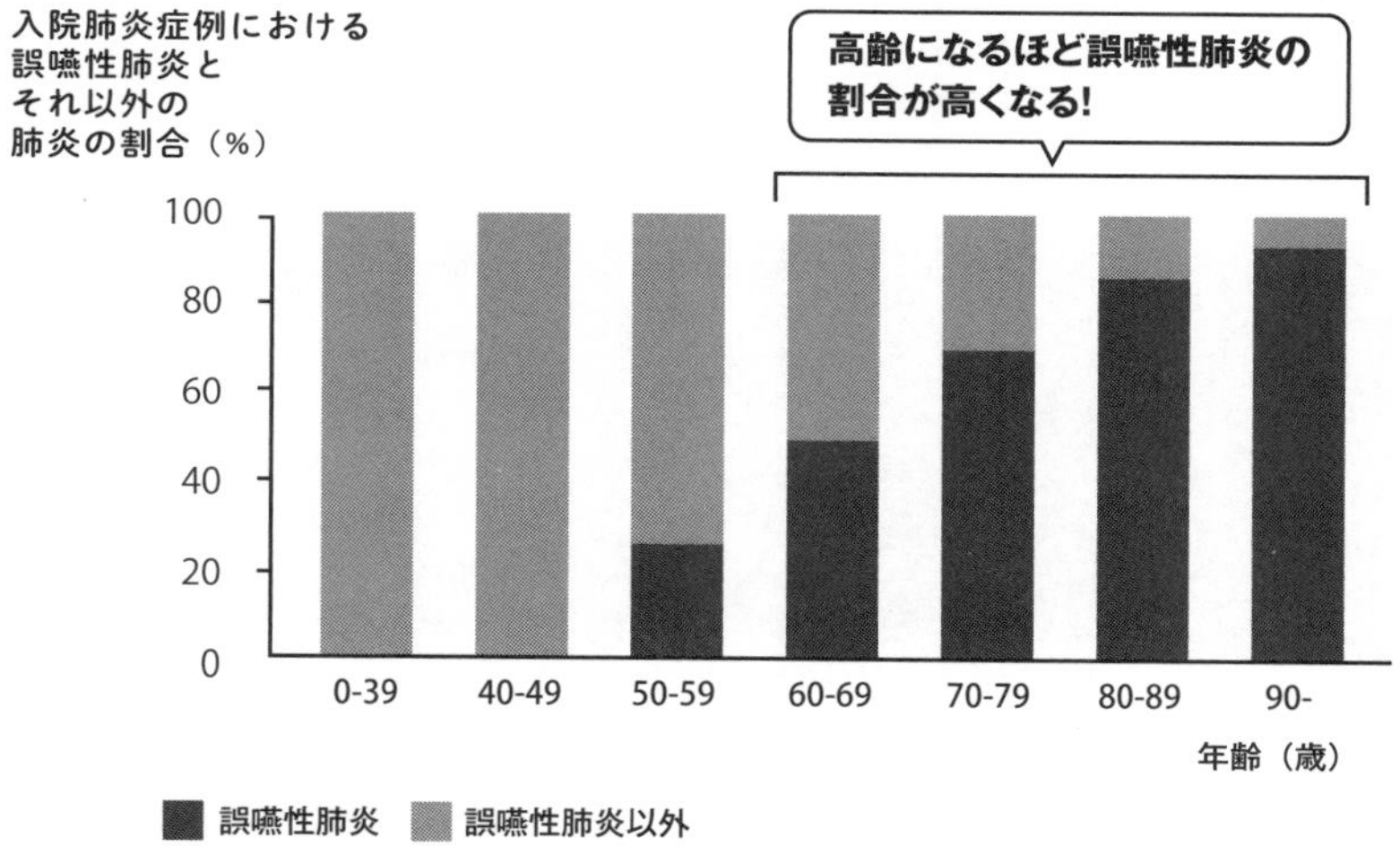

出典：Teramoto S,et al.:J Am Geriatr Soc 56：577,2008.

に、ますます筋肉が落ちて寝たきりになっていくケースが後を絶ちません。

やせた高齢者にとって、転倒骨折はまさに〝一度落ちたら出られない落とし穴〟にハマるようなものなのです。

では、もう一方の肺炎は、低栄養とどう関係するのでしょうか？

高齢者の肺炎の大部分は「誤嚥性肺炎」が占めています。これは本来食道へ入るはずの食べ物や唾液が気道に入ってしまい、肺に炎症を引き起こす疾患。肺の炎症が広がると死につながることも多い、おそろしい病気です。

高齢者による誤嚥性肺炎の発生に

は、筋肉量の減少が大きく関与しています。

そもそも、人間の筋肉量は30歳をピークに年に1％ずつ減少します。80代になると骨格筋とよばれる身体を支える筋肉の量は、なんと若いころの4割ほどまでに低下。そして栄養や運動の不足により、筋肉量の減少は加速していきます。

この筋肉量減少は、何も足腰の筋肉だけが減るわけではありません。**上半身の筋肉も、内臓を動かす筋肉も、全身の筋肉がほぼ均等に減っていきます。**当然、**食べ物を咀嚼したり飲み込んだりするための口やのどの筋肉も減ってくることになり、嚥下機能がだんだん弱ってくる**ようになります。

食べる力が低下すれば、食事の量はさらに低下していきます。低栄養がさらに悪化し、身体のエネルギー不足を補うために、体についている筋肉がどんどん分解・消費されていくようになりますから、ただでさえ少なくなっている筋肉が追い打ちをかけるように減ってしまうことになりますよね。

さらに、筋肉減少が進んでやせ細ってくると、ムセたりせき込んだりする体力も落ちてきて、誤嚥をしても食べものを吐き出すことすらできなくなってきます。

食べものや唾液が気道に入りそうになっても「せき反射」が起こらなくなってしまう場合もあり、すると、知らず知らずのうちに誤嚥をしてしまうケース（不顕性誤嚥）が目立つようになります。

夜間、寝ているうちに唾液を誤嚥してしまう人も多く、こうなるといつ誤嚥性肺炎を起こしてもおかしくない状況となります。

つまり、高齢になって筋肉量がかなり減ってきたのに、食事量まで減らしてやせてしまうと、筋肉の減少が加速し、飲み込んだりせき込んだりする機能が落ちて、じわじわと「何も食べられない状況」へ近付いていってしまうのです。

こちらも、やせた高齢者にとっては、ずぶずぶとハマっていく底なし沼のような〝危険極まりない落とし穴〟だと言っていいでしょう。

このように、**肺炎と骨折は、一見異なる疾患のように見えて、実は「食事量低下」「低栄養」「筋量減少」という同じ原因から発生している疾患**なのです。

そもそも日本の高齢者はやせ過ぎ！やせていると「死亡リスク」が高まってしまう

太っているのか、やせているのか。その基準となる指標にＢＭＩ（ボディ・マス・インデックス）があります。これは身長（メートル）を２乗した数字で体重を割ると計算できます。一般的にはこのＢＭＩが25を超えると「肥満」、18・5を下回ると「やせ」、中でも22が最も病気のリスクが低くなることから「標準体型」とされています。

ここでちょっと、日本の高齢者がいかにやせているか、医学的データを元に状況をチェックしてみましょう。

全国の訪問看護を利用している高齢者のＢＭＩを調査したところ、**ＢＭＩが18・5もない「低体重」に該当する人が60％にも上ることが明らかになりました。**中でもＢＭＩ16未満の「重度のやせ」の人が28％もいたのです。

女性の場合、ＢＭＩが16未満だと、ＢＭＩ22の人に比べて死亡リスクが2・6倍にアップすることがわかっています。ＢＭＩ18・5でもかなりやせ型ですが、ＢＭＩ16となると、もう筋肉まで落ちてガリガリにやせた状態です。

私は、こうした日本の高齢者の低体重傾向を〝危険なレベル〟と考えています。

日本の在宅高齢者はやせすぎ！

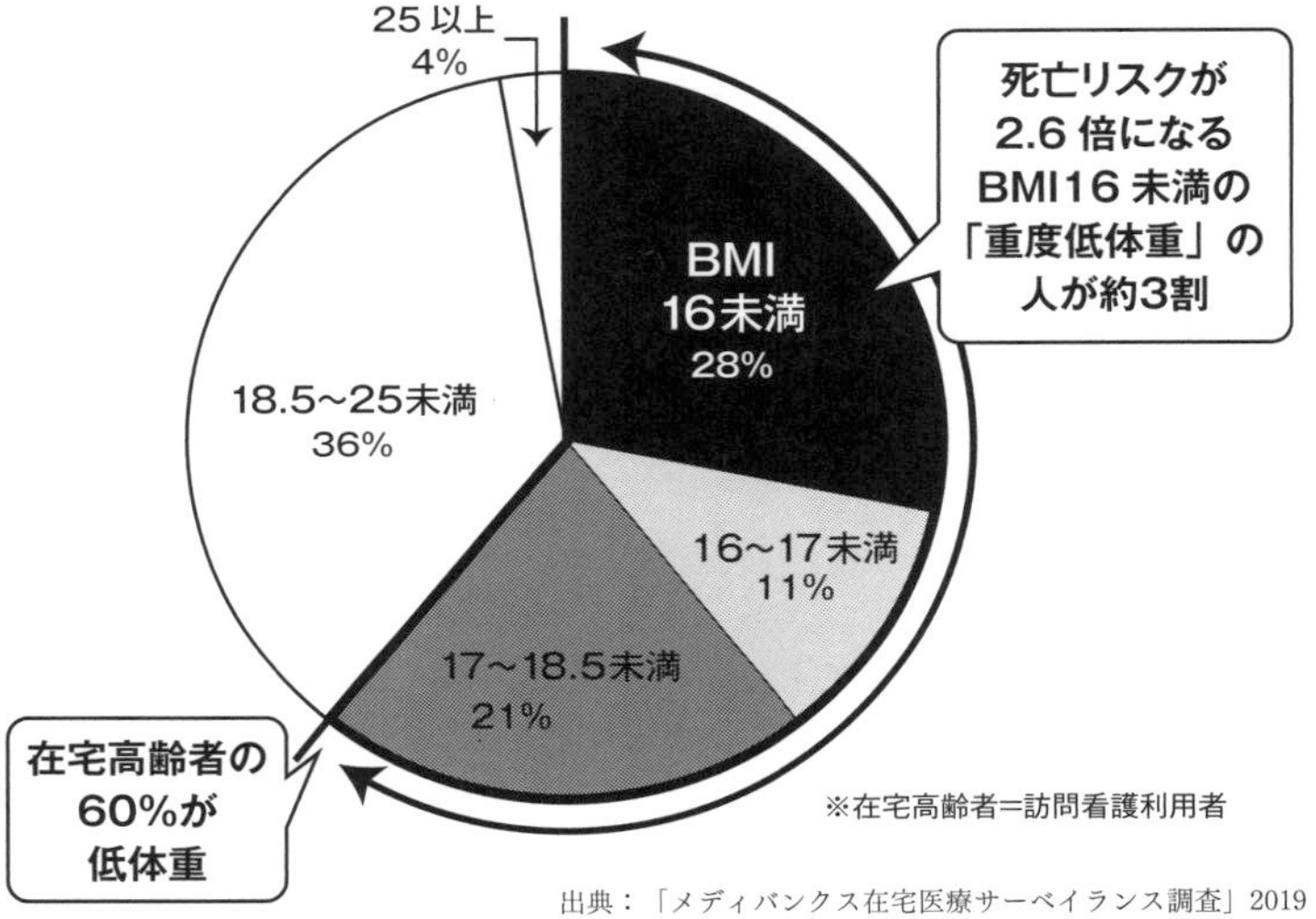

出典：「メディバンクス在宅医療サーベイランス調査」2019

食事量が不足しているために、「低栄養↓筋肉量低下↓肺炎・骨折↓入院↓さらに筋量低下」という悪循環を自分から招き入れてしまっているのです。

低体重のリスクがピンとこない方もいるかもしれませんが、**高齢者の場合、「やせていると死亡リスクが高く、太っていると死亡リスクが低くなる」ことが多くの研究で明らかになっています。**アメリカで行なわれた研究でも、高齢者の死亡リスクはＢＭＩが低くなるほど高まり、**高齢者のＢＭＩは27のちょい太めくらいが最も死亡リスクが低い**とわかっています。

高齢者は肥満のほうが死亡率が低い

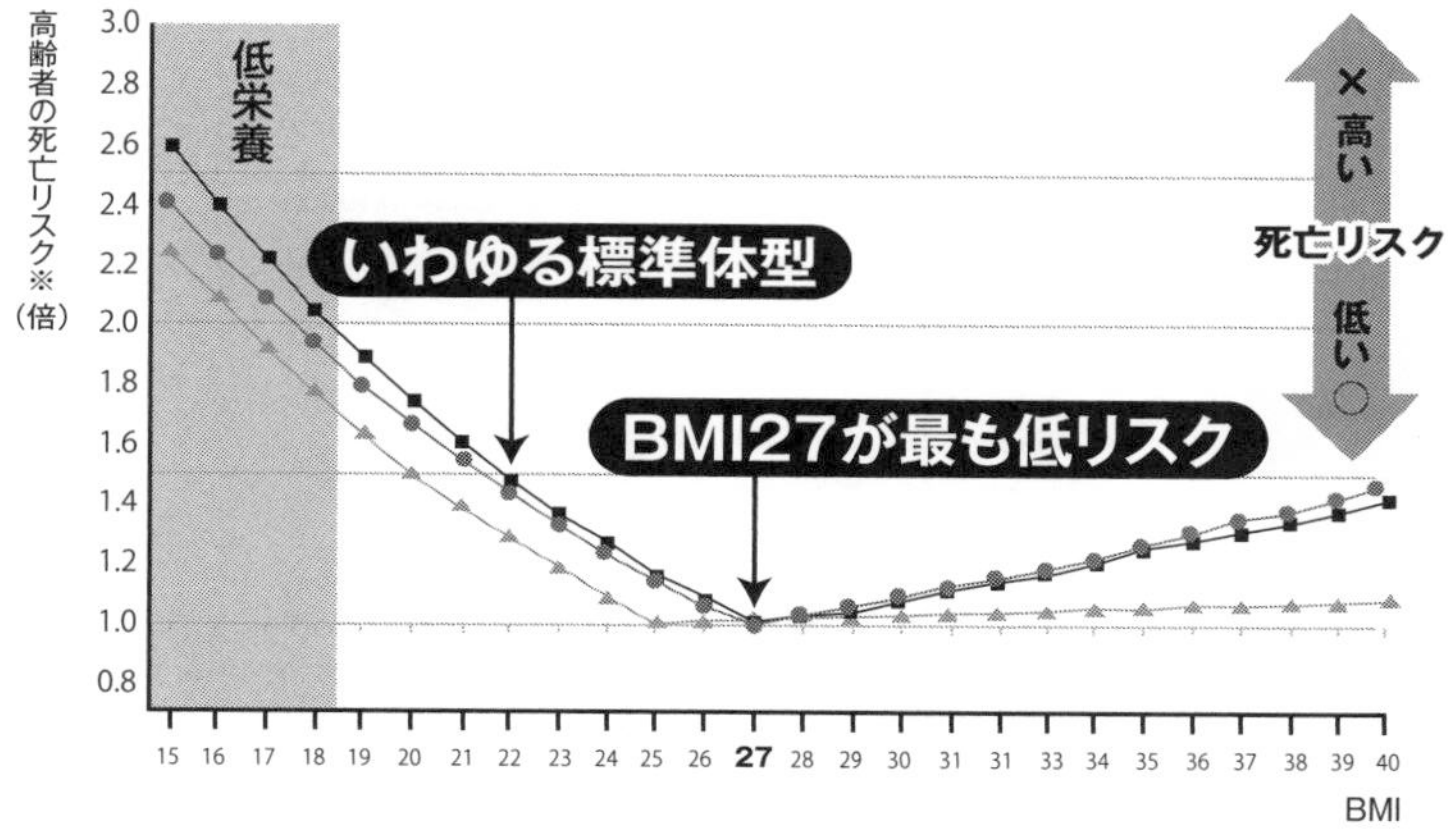

※３つの折れ線グラフは併存疾患の有無や喫煙の有無など、いくつかの条件で調整されたものだが、どの方法で分析された場合も同じような結果となった。

出典：Al Snih S,et al.:The effect of obesity on disability vs mortality in older Americans.Arch Intern Med 167:774–780,2007.

ＢＭＩ27ということは、つまり肥満（1度）ということになるのですが、高齢者の場合、標準体型（ＢＭＩ22）の人と比べて死亡リスクが29％低下することが報告されています。高齢者の場合、かなりの肥満であるＢＭＩ40の人でさえ、標準体型の人と死亡リスクがほぼ同じなのは驚きですね。

ＯＥＣＤの調査（２０１５年）によると、ＢＭＩ30以上が男性35・5％、女性41・0％の米国に対し、日本ではＢＭＩ30％以上の人は男性４・４％、女性３・１％しかおらず、重度の肥満がほとんどいないことがわかります。

「年をとるごとに
太っていく」。
これが医学的に
正しい健康管理

「あれ？　ＢＭＩって22が最も健康にいいはずなのに、なんで？」と思う方もいらっしゃるかもしれません。実は、**理想のＢＭＩは、若者と高齢者とでは別々に考えたほうがいい**のです。

というのも、ＢＭＩ22というのは、30歳から59歳の５０００人を対象にした健診データから導き出された指数、つまり高齢者がまったくカウントされていないのです。言わば、「高齢者抜き」でつくられた体格指標であり、そのため「22がいちばんいい」というのは高齢者には当てはまらないと考えたほうがいいんですね。

では、高齢者に限定してＢＭＩと死亡リスクの関係を調べるとどうなるのか？文部科学省科学研究費により高齢者（65～79歳）２万６０００人超を11年間追跡調査した研究があります。

この研究では、**男性の場合はＢＭＩ27・5～29・9、女性の場合はＢＭＩ23・0～24・9が最も死亡リスクが低い**という結果が出ました。

男性のＢＭＩ27・5～29・9は中程度肥満に該当し、だいぶおなかの出っ張りが目立つような体格です。

一方、女性のＢＭＩ23・0〜24・9は肥満の少し手前、「ちょっとぽっちゃり」したくらいの体格。

すなわち、高齢者の場合、「少々ふくよかなほうが健康」というわけですね。

アメリカの研究と同様、この研究でも、「やせていくほどに死亡リスクが高まり、やや太っているほうが死亡リスクが減る傾向」が明らかになりました。

特に、次ページのグラフではＢＭＩが16を下回った女性の死亡リスクがグッと高くなっているのがわかります。

先ほども言及したように、女性の場合ＢＭＩ16未満の人の死亡リスクは、ＢＭＩ22の人の2・6倍。

言い方を変えれば、**ＢＭＩが16を下回るくらいやせ細ってしまうと、普通体型の人に比べて2・6倍も死にやすくなる**ということになります。

高齢者のＢＭＩに関するデータをもうひとつ紹介しておきましょう。

60ページのグラフは、茨城県で行なわれた「年代別・死亡リスクの最も低い

目指すのは「標準」よりも「ちょっとぽっちゃり」

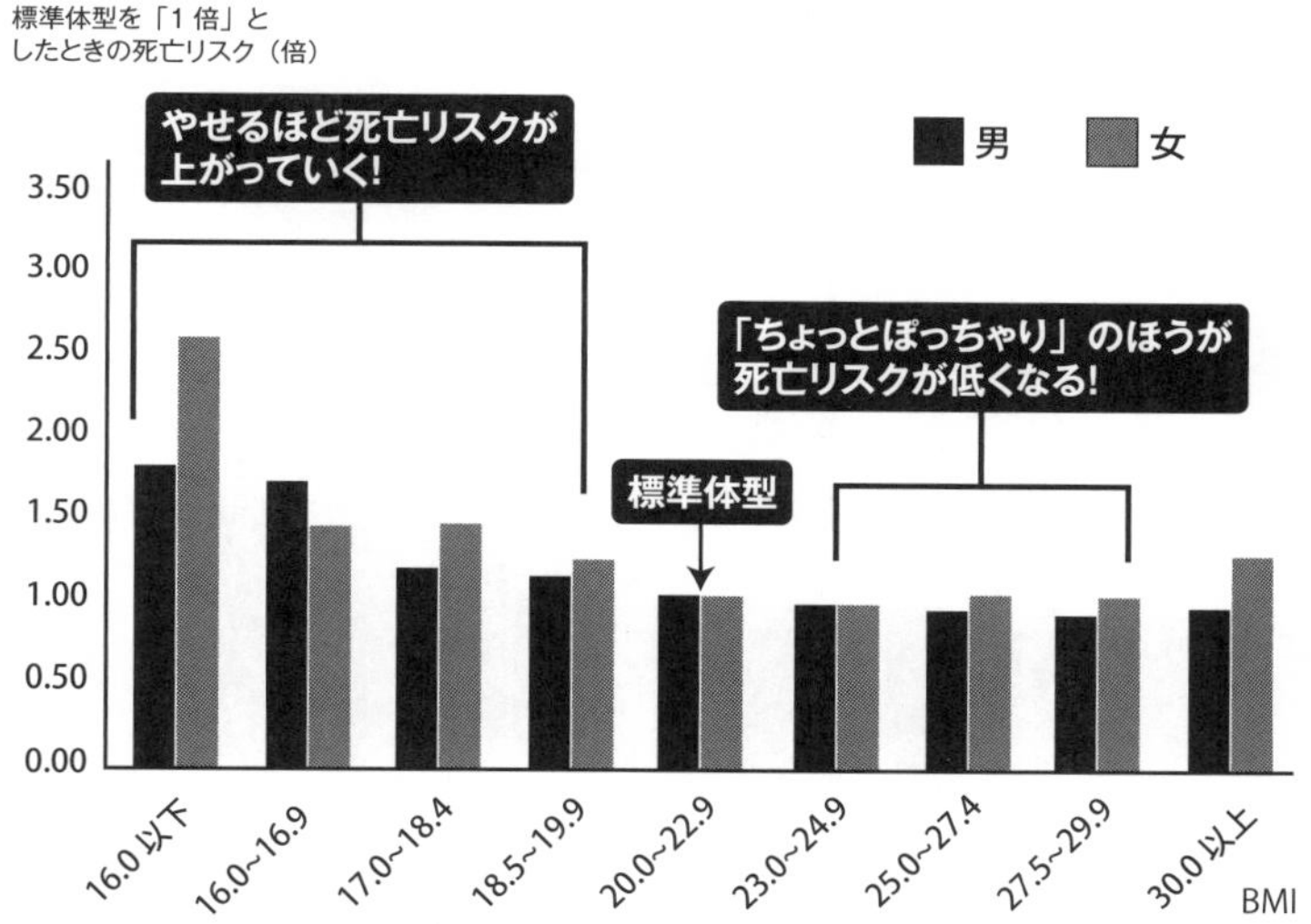

出典：玉腰暁子「日本の高齢者における肥満度と総死亡率との関連」（JACC Study）2010

標準より「ちょい太め」を目指す！

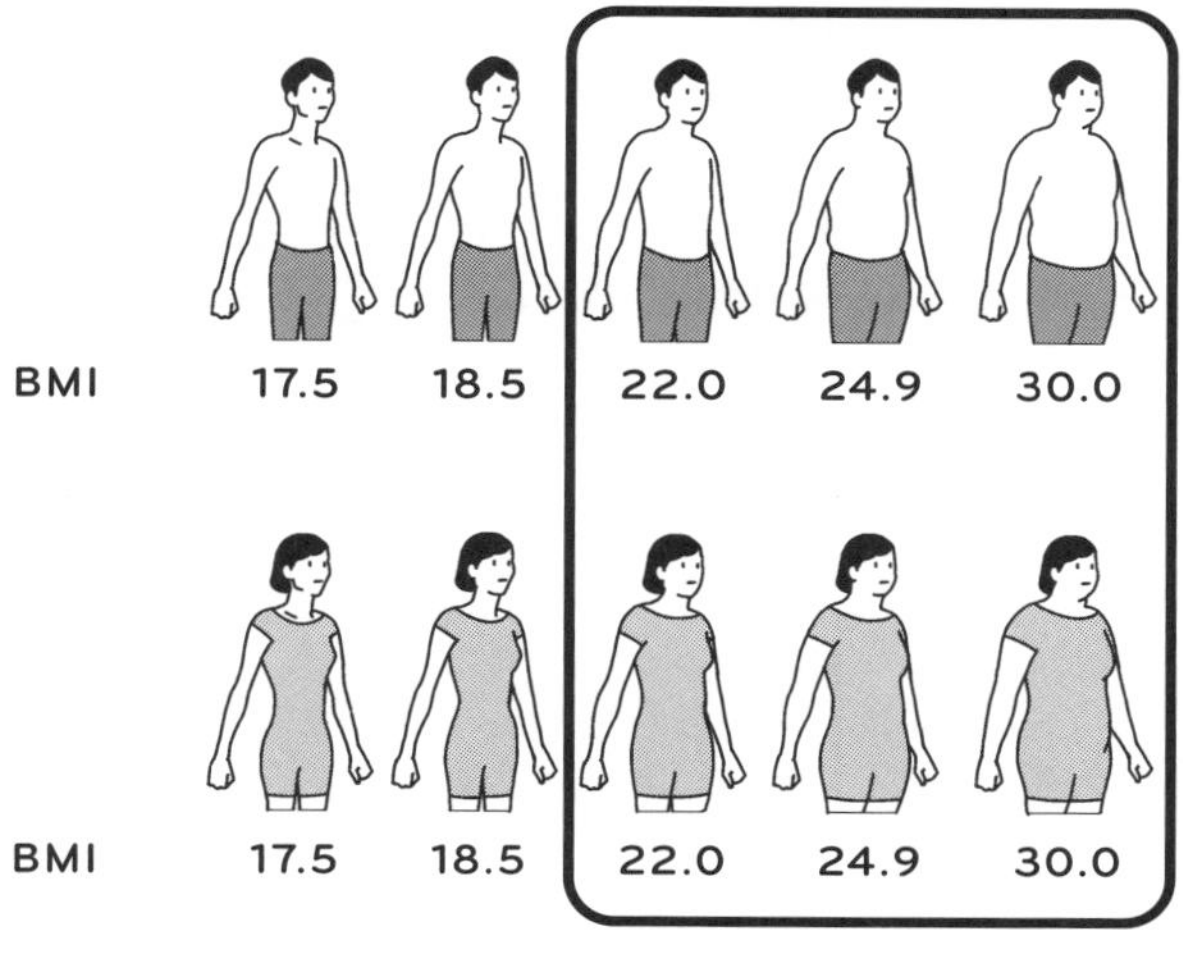

年とともに少しずつ太ろう！

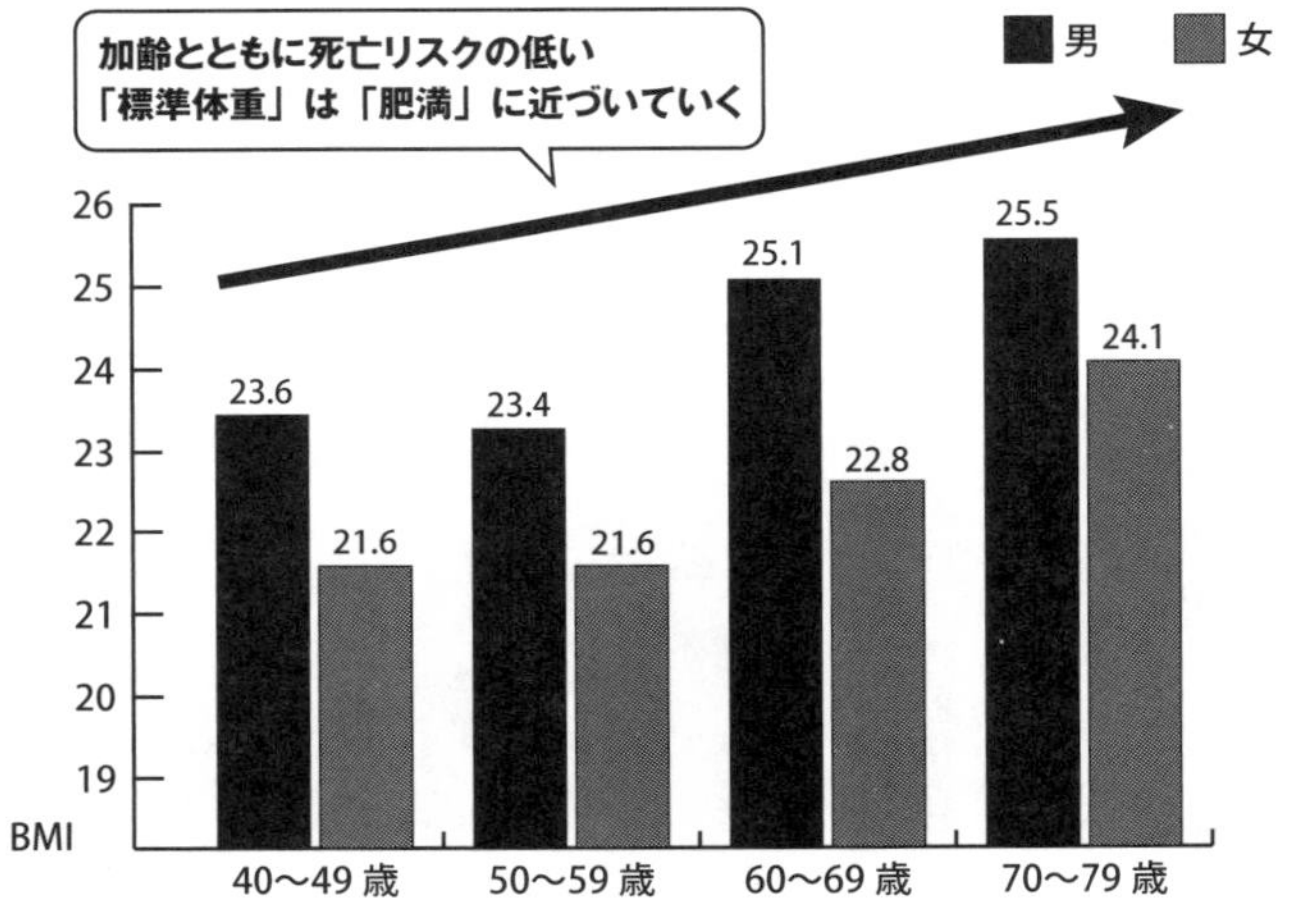

出典：Matsuo T,et al.:Obesity 16:2348-2355,2008.

ＢＭＩ」を調べた研究調査です。

これによると、男性の場合、50代で最も死ににくいＢＭＩが23・4、60代でもっとも死ににくいＢＭＩが25・1、70代でもっとも死ににくいＢＭＩが25・5と、年をとるごとにＢＭＩが上がっています。

女性の場合も年とともに同様の上がり方をしていて、これは「男女とも年齢を重ねるとともに太っていくほうがいい」ということを示しています。

つまり、**高齢者は年齢とともに少しずつ体重を増やしていくのが、医学的に正しい、安全な年のとり方**なのです。

現状、多くの人は加齢とともに体重を減らし、大部分の人が死亡のリスクの高い「やせ」の状態で高齢期を過ごしていますが、この先の人生を「より長く、より健康に」過ごしたいのであれば、しっかり食べて体重を増やしましょう。少なくとも、高齢期に体重を落とさないように注意しなければダメ。

ここで紹介したさまざまな研究データが示している通り、年をとってきたら「太め」「ぽっちゃり」と言われるくらいの体型のほうがダンゼン健康なのです。

「ちゃんと食べている」
と言う人ほど
「低栄養」が多い

食べずにやせてしまうことの危険性、低栄養で筋肉を落としてしまうことの危険性が十分おわかりいただけたところで、ちょっとご自身の食生活を振り返ってみてください。

みなさんは毎日しっかり食べていますか？　日々十分なカロリーや栄養を摂取しているという自信がありますか？

「もちろん、3食ちゃんと食べてるし、なんの問題もない」

「わたしだって、普通に食べてるから大丈夫よ」

そう思っている方も多いのではないかと思います。

しかし――。

ここで「自分はちゃんと食べているから、自分には関係ない話だ」と決め付けてしまうのは、少し早計かもしれません。

なぜなら、**「私はちゃんとごはんを食べています」と答えた高齢者に対し、実際にチェックしてみたら、実は大多数の人が低栄養のリスクが高い状態だった**――そういう調査報告があるのです。

「ちゃんと食べている」つもりでも大部分が低栄養リスクの高い状態

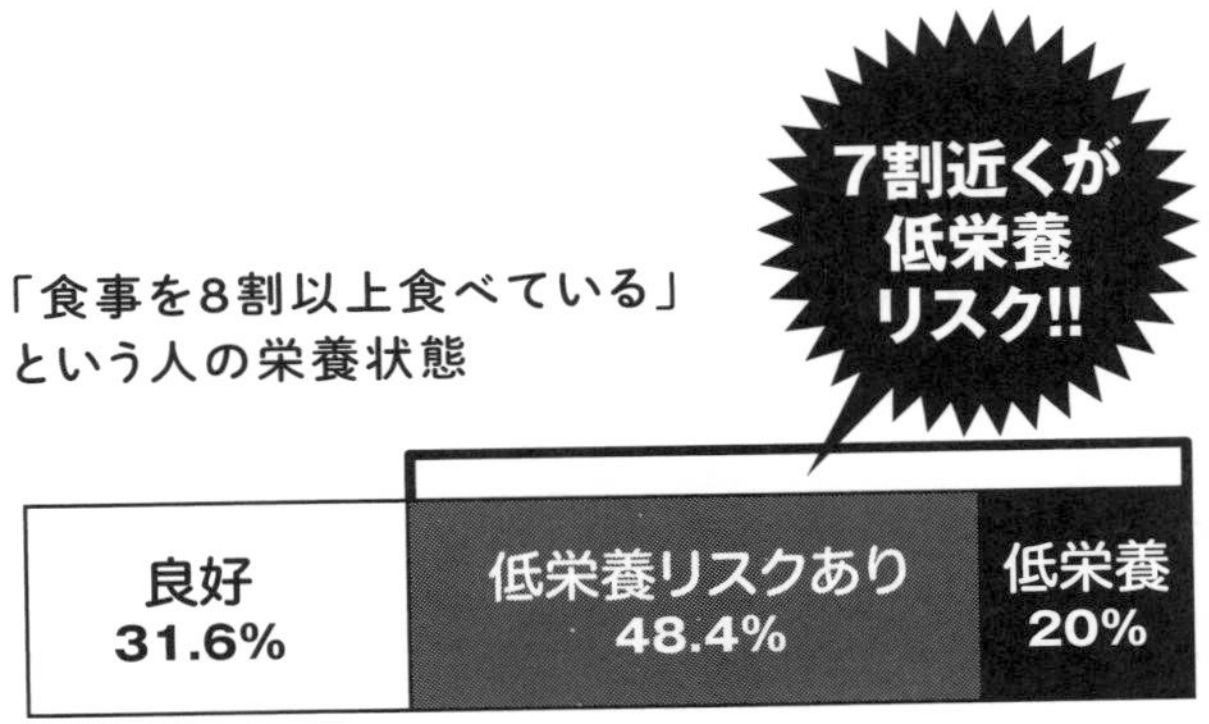

出典：「メディバンクス在宅医療サーベイランス調査」2019

上のデータは、全国の訪問看護師さんが高齢の患者さんに「ちゃんとごはんを食べていますか？」という質問をして、「（8割以上は）食べています」と答えた人を対象にして行なわれた調査。

結果、「食べています」と答えた人の68・4％、7割近くの人が低栄養、もしくは低栄養リスクの状態であることが判明したのです。つまり、栄養状態に問題がない人はたった3割しかいなかったわけですね。

それにしても、いったいどうしてこういうギャップが生じるのでしょうか？

「食べています」と答えた高齢の方々は、別にウソをついているわけではありません。自分の頭の中では「ちゃんと食べている」と確信していたのでしょう。

しかし、**実際には食事量が少なく、必要なカロリーが十分に摂れていなかった。自分では「これで十分」と思っていた食事が、実は不十分だった**というわけです。

おそらく、「これくらい食べれば十分」と勘違いする背景には、「年相応の少ない量でいい」「カロリーの高いものを食べないほうがいい」「肉や魚は少しでいい」「一汁一菜の簡素な食事のほうがいい」といった〝間違った思い込み〟があるのかもしれません。

こういった〝思い込み〟に支配されてしまっているために、無意識のうちに必要な食事量までも減っていってしまっているのではないでしょうか。

でも、このままではいけません。年をとって衰えが目立ってきた人ほど、「若い人には負けないぞ！」という気持ちで、これまでよりも少したっぷり、栄養価の高いものにチャレンジしてみてください。

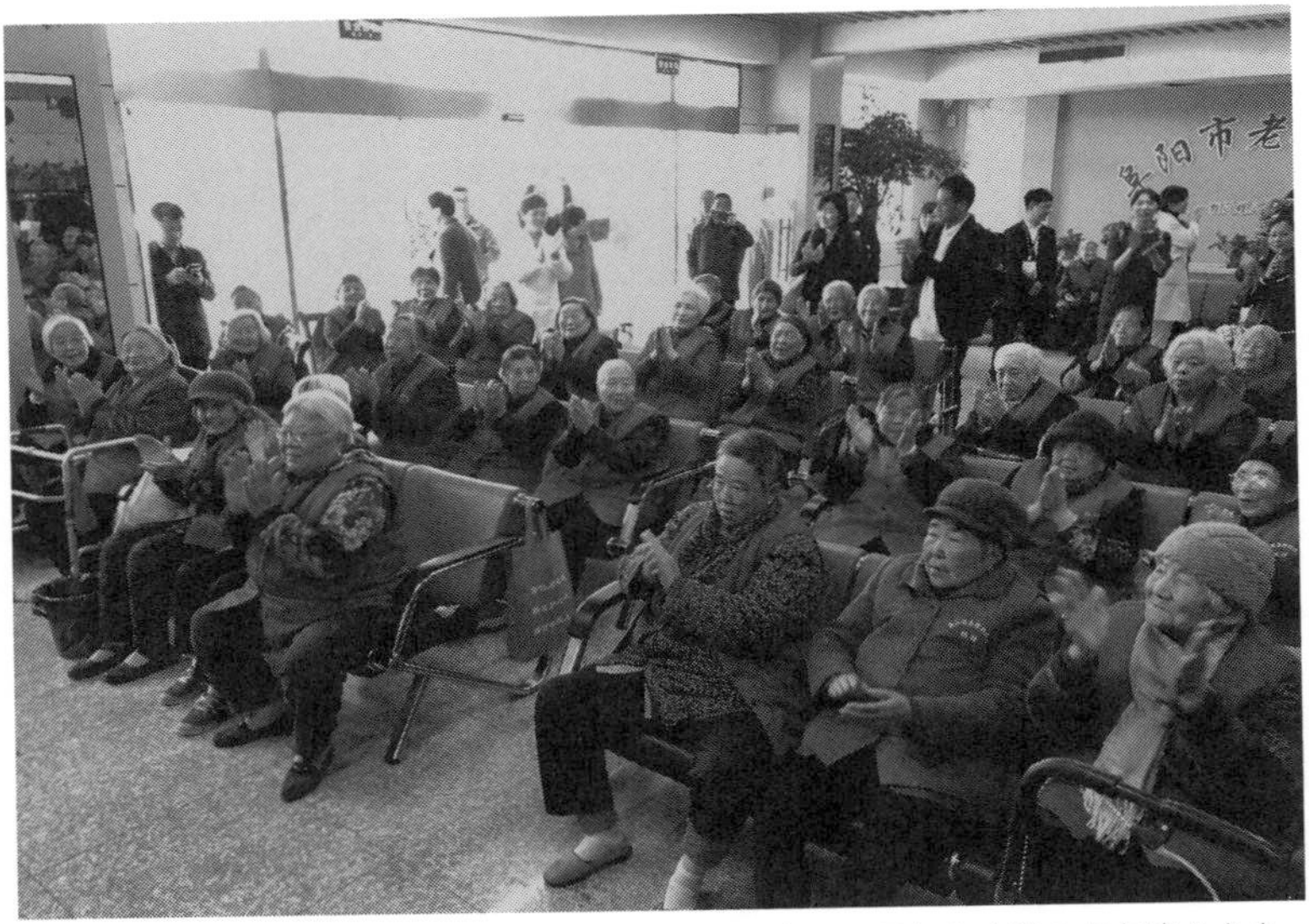

①ぽっちゃりで肌つやの良い、元気な上海のお年寄りたち。

ここで面白い写真を紹介しましょう。これらは私が中国や台湾の老人ホームを視察で訪ねた際に撮らせてもらった写真です。

まず、見てほしいのが①。上海の老人ホームの風景ですが、全員コロコロと太っています。平均年齢85・2歳、平均BMIが24・7。どの方も顔色がよく、日本のホームの方と比べても、よくしゃべりよく食べ、たいへん良好な健康状態を保たれていました。

そして、②はその老人ホームで出していた食事です。ご覧のように、動物性たんぱく質が5品、油で炒めた野菜

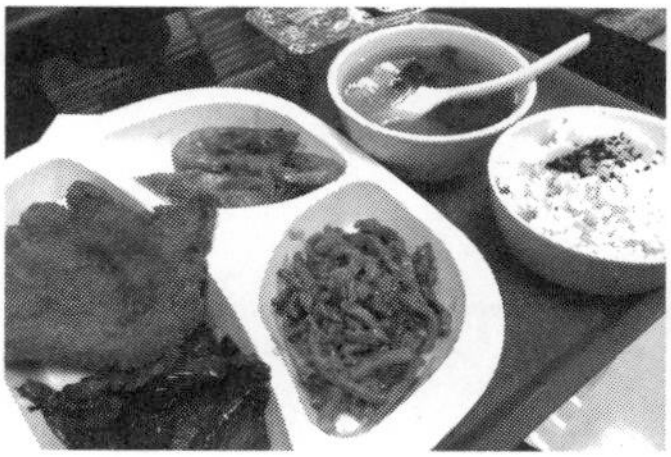

②上海の老人ホームで出された
おかずは「肉×2、エビ、炒めナス」。

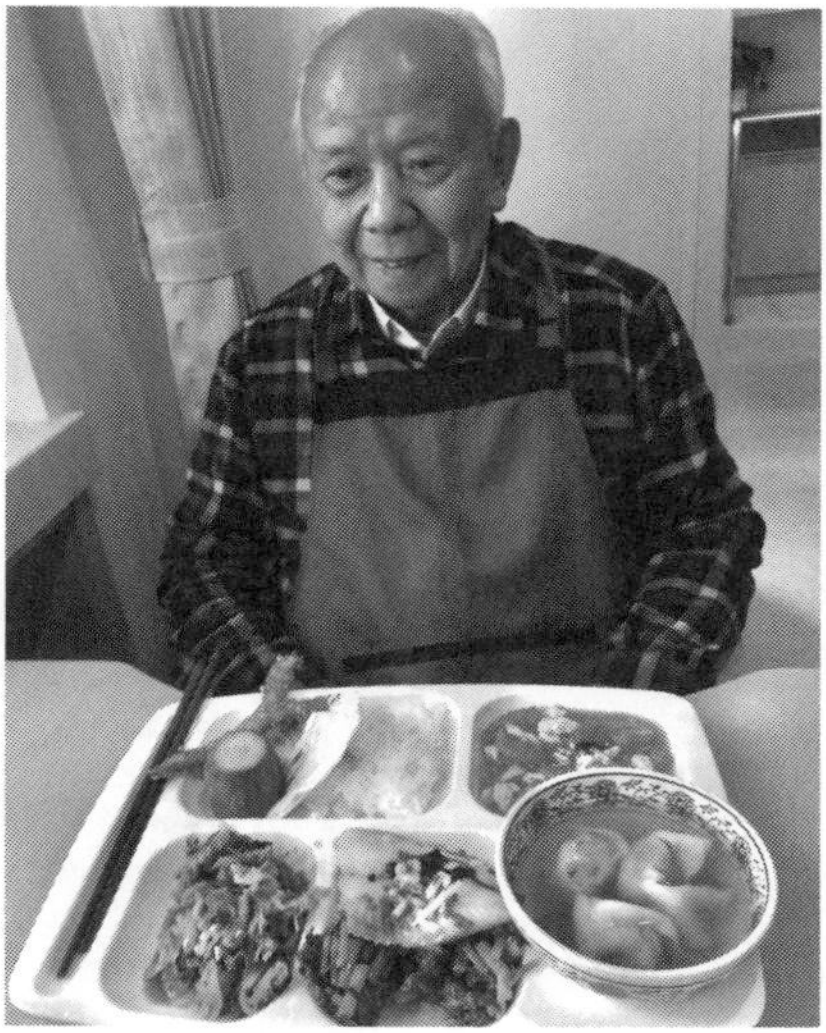

③大量のおかずもごはんも、
残さずペロリな入居者男性。

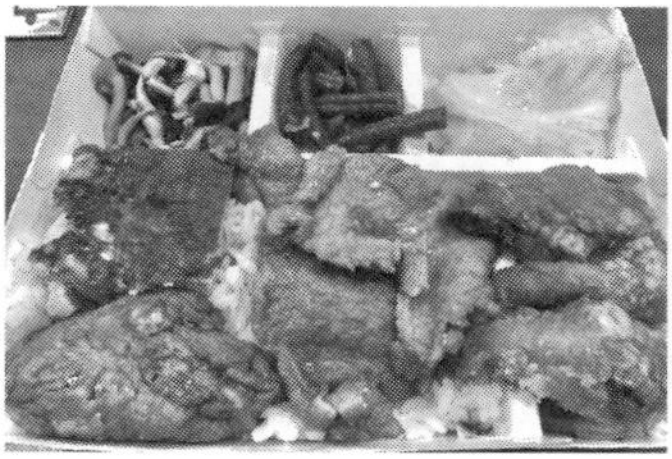

④肉と卵がメインの
台湾老人ホームの食事。

が1品とたっぷりのごはん。かなりボリューミーですが、おかわりも自由となっています。

③は、北京の老人ホームに入所されている方。話を聞くと、このあとにおかわりもされるそうです。

④は台湾の老人ホームで出されていたお弁当。肉、肉、肉……！　この肉の量、ちょっと衝撃的ですよね。

中国や台湾だけでなく、世界の恵まれた国々の高齢者は、これくらいの量を食べるのが当たり前なのです。日本の高齢者の「当たり前」と比べると、かなりの差があると思いませんか？

高齢者の場合、「入院すればなんとかなる」は大間違い

世界的に見てもやせ過ぎ・低栄養な日本の高齢者にさらに追い打ちをかけることがあります。

それが**「入院」**です。

みなさんは、大きな病気やケガに見舞われた場合、「入院すればなんとかなる」と思ってはいませんか？　しかし、**高齢者は入院すること自体が大きなリスク。**衰えが進み始めたような状態で入院してしまうと、高い確率で身体機能や嚥下機能の低下、そして認知機能が低下します。これは「入院関連機能障害」といわれ、高齢化に伴う医療の課題として注目されてきています。

47〜48ページで、「肺炎と骨折が高齢者の緊急入院理由の45％を占めている」という話をしましたが、肺炎で入院すると、退院時に平均要介護度が1・72、骨折で入院すると、やはり退院時に平均要介護度が1・54悪化することがわかりました。要介護度は（要支援を含め）全部で7段階しかありません。**元気に自立している状態から、寝たきりで認知症が進んだ状態まで、7段しかない階段を1回の入院で1〜2段も下る**ことになるのです。入退院するたびに目に見えて状態が悪化してしまう……ということがおわかりいただけると思います。

では、なぜ入院によって高齢者は衰弱してしまうのでしょうか。要因は2つあります。それは**「リロケーションダメージ」**と**「医原性サルコペニア」**です。

リロケーションダメージとは、環境変化による心身のストレスのこと。自宅から入院へ、環境が大きく変化することにより、特に高齢者は意識が混乱することがあります。たとえば夜中の病室ではっと目が覚めて「ここはどこだ？　なぜこんなところにいるんだ？」と言って、自宅に帰ろうとするのがよくあるパターン。このように自分が置かれている状況を正しく認識できなくなることを「せん妄《もう》」と呼びますが、こうした症状が入院した高齢者の2〜3割に見られます。

また、病状が重く手術室や集中治療室に入室するような場合、5〜7割の高齢者がせん妄を起こします。しかし、ICUで治療中に点滴やコードを抜かれたりすると危険です。特にせん妄が強い場合には、入院中、ベッドの上で手足を拘束したり、薬物による鎮静が行なわれるなど、動けない状態にされることも少なくなく、こうした間に身体機能や認知機能が大きく低下してしまうケースもあるのです。ある研究によると、**入院中にせん妄を起こした高齢者は、認知症スコア（30点満点）が5点ほど低下する**ことが報告されています。

では、もう一方の医原性サルコペニアはどうなのでしょう。

サルコペニアとは、筋肉量が減少することで全身の筋力低下が起こること。一般的には、病気や老化によって起こることが多いですが、特に治療に伴って生じるものを「医原性サルコペニア」と呼んでいます。

入院中にサルコペニアが進むのは「床上安静」と「食事制限」が原因です。病院は高齢患者に転倒骨折をされないよう、基本的にベッドから動かず安静にしていることをすすめます。入院中は検査や治療のために食事を制限されることがよくあります。もともと病気で食欲も落ちているのに、塩分の制限された味気のない食事で、出されたものも十分に食べられないという方も少なくありません。また、特に肺炎で入院した高齢患者は、とりあえず食事を止めて治療が行なわれることが一般的です。病院での高齢者の肺炎治療の実態を調べた調査によると、**入院から4週間もの間、口からの食事が禁止されている人がなんと40%もいる**ことがわかっています。点滴だけでは、もちろん栄養はまったく足りませんし、4週間も食べることを禁止されたら、食べる力、咀嚼《そしゃく》力や嚥下《えんげ》機能も大きく低下してしまいます。

ろくに筋肉も動かさず、食事も満足に食べられない……これでは入院中に体重や筋肉が失われ、サルコペニアが進んでしまうのも当然でしょう。

通常、人は30歳以降、1年に1%ずつ筋肉量が減っていきます。ところが、**入院中の高齢者は、この安静と低栄養のために1日で1%ずつ筋肉が減ってしまう**ことがわかっています。

つまり、**入院すると、1日でほぼ1年分の筋肉が失われてしまう**ということ。

実際、健康な高齢者でも10日間安静により、7年老化が進んだのと同じだけ筋肉が失われるという研究報告もあります。

よく、高齢者が入院してしばらく経ったころ、家で同居している子どもや孫がお見舞いに来たときに、「おじいちゃん、いったいどうしたの！　こんなに足が細くなっちゃって！」と、悲痛な叫び声を上げることがあります。

でも、入院してしまうと、びっくりするくらい足の筋肉が落ちてしまうことは珍しくありません。そして、**足の筋肉が落ちているということは、食べたり飲み込んだりする機能も確実に落ちているということ**です。これが、**退院後、多くのお年寄りが入院前のように歩いたり食べたりすることができなくなってしまう理由**です。

残念ながら、病院では転倒や誤嚥など入院中の事故のリスクを減らすことが優先されます。転倒のリスクがあるから歩かせない、誤嚥のリスクがあるから食べさせない、そして環境変化のストレスの中でせん妄を起こし、拘束や鎮静が行なわれる。こんな状況で、入院前の心身の状態を維持するのは簡単ではありません。

衰えを自覚している高齢の方ほど、「何かあれば入院すれば大丈夫」なんて考えてはいけません。**入院すれば、衰弱の階段をどんどん下っていくことになります。**入院しないで済むように備えるべきでしょう。

やせている高齢者が入院すると「死亡率が4倍」も高くなる！

高齢者にとって「入院」がいかにおそろしいものであるか、おわかりいただけたでしょうか。

これで驚いていてはいけません。実は、高齢者の中でも特に「やせている人」の場合、入院をすると死亡のリスクが4倍になることがわかっているのです。

これを示すアメリカの老人病院のデータがあります。

入院したときの患者さんの状態を「栄養状態良好」「低栄養リスク」「低栄養状態（やせ・体重減少など）」の3グループに分け、「入院してからの存命期間」を3年間にわたって調べたところ、栄養状態良好のグループは3年後も約8割の人が存命でした。

一方、低栄養のやせたグループは、入院3カ月後にはふたりにひとり（5割）が亡くなりました。そして、入院1年後には6割、入院3年後には8割の人が亡くなるという結果になったのです。

つまり、**低栄養の人は栄養が良好だった人に比べ、入院3年後の死亡率が4倍になった**のです。確かに、やせていても元気な高齢者はいます。みなさんのまわ

低栄養は死亡のリスクが「4倍」に

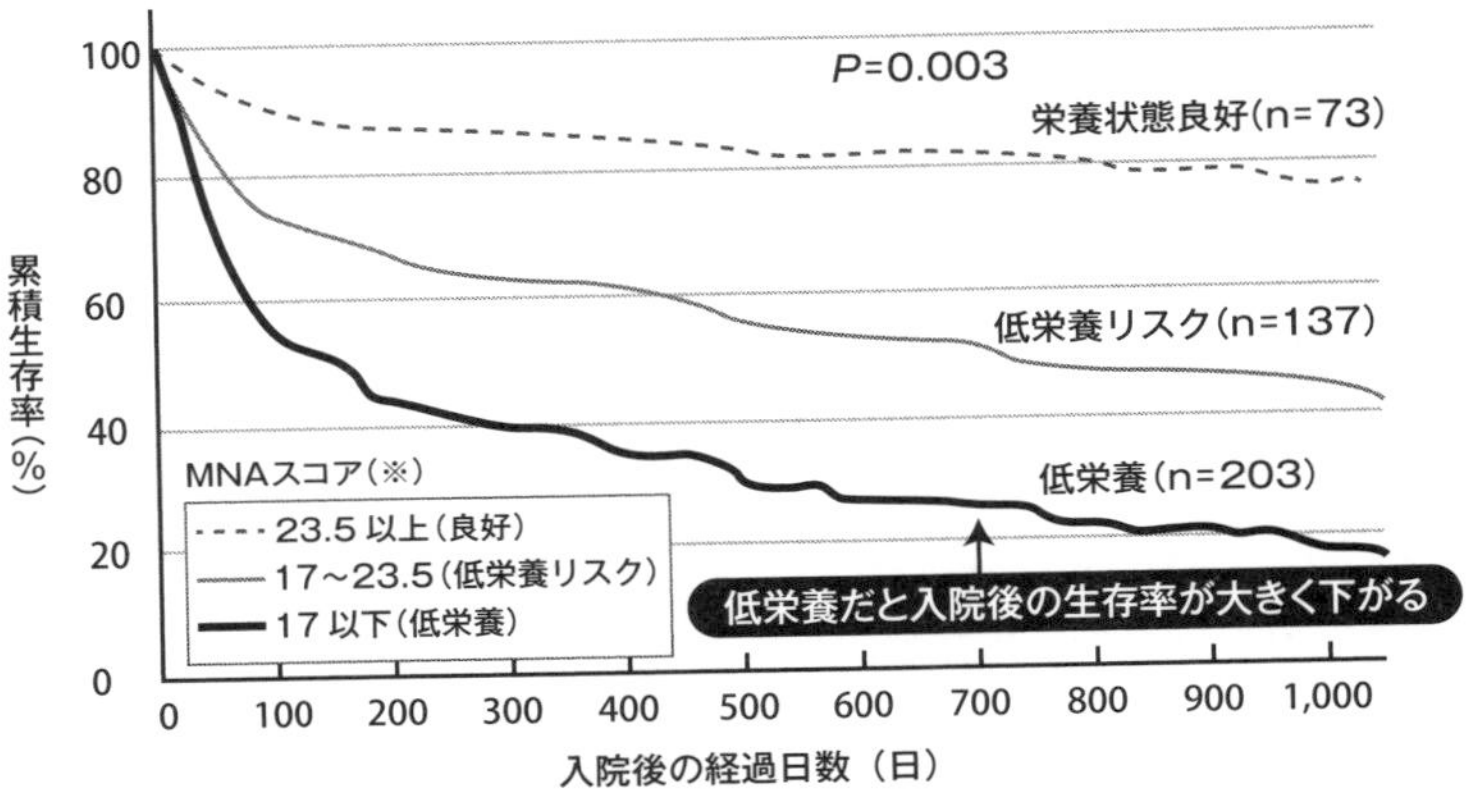

※MNAスコア……簡易栄養状態評価表で出た数値。

出典：Kagansky N,et al.:Am J Clin Nutr 82:784-91,2005.

りでも「ウチのおばあちゃん、やせているけど元気よ」という例があるかもしれません。

しかし、そういう方も元気なのは「入院するまで」かもしれません。**いったん入院してしまったら、衰弱の急階段を転げ落ちていってしまう可能性が高い**のです。

入院先の病院から帰ってこられなくなる可能性も否定できないですし、帰ってこられたとしても見違えるようにやせ衰えて、数年内に亡くなってしまうこともあるかもしれないのです。

つまり、高齢者の健康にとって「や

せている」＝「非常に不利なこと」なのです。やせているか、太っているか、この違いによって、肺炎や骨折のリスク、そして入院後の衰弱や死亡のリスクが大きく変わると言っても過言ではありません。

私たちはこれまで訪問診療の現場で、約3万人の高齢者を診てきました。入院するたびに心身の機能が低下し、寝たきりになり、認知症が進行し、食べられなくなり、生きるエネルギーを失っていく、そんな場面を数えきれないくらい経験してきましたが、そうなってしまうのは、やはり「やせ型のお年寄り」ばかりでした。

一方、**普段からしっかり食べられている人、体重に余裕のある人は、大病や入院をしたあとも、生きるエネルギーを枯らすことなく元通りに回復できる人が多い**ことを実感しています。

ですから、**高齢になったら、何が起こっても「生きるエネルギー」を失わないようにしなくてはなりません。**それには、「しっかり食べ、しっかり太って、栄養状態を良好に保つ」という準備をしておかなければならないのです。

「ちゃんと薬を飲む」ことで意識障害になったおばあちゃん

ここでちょっと薬の話をしておきましょう。

日本の高齢者の多くは「薬漬け」の状態です。

病気ごとに違う病院に通い、複数の専門医からたくさんの薬を処方されて、毎日とんでもない量の薬を飲んでいる人もいます。

88歳のひとり暮らしの女性がいました。整形外科、内科、呼吸器科の3カ所から薬が出ていたのですが、その合計がなんと25種類。内科の処方薬の中には糖尿病や高血圧の薬にくわえて、認知症の治療薬も含まれていました。ひとり暮らしの認知症の高齢者。いくらなんでもそんなに飲めるわけがありませんよね……。

その方は、やはり飲み忘れがかなり多かったようなのですが、ある日事件が起こりました。というのも、お正月に帰省してきた息子さんが、一緒に過ごした数日間、ひとりでは飲むのが大変そうと、毎日25種類の薬をきちんと飲ませ続けてくれたのです。

するとどうなったでしょう。**ある日、この方は意識障害を起こして倒れてしまいました。**息子さんは脳梗塞かと心配し、救急車で病院に運んだのですが、診断名は「低血圧」と「低血糖」でした。

つまり、**普段きちんと飲めていなかった薬をきちんと服用したため、血圧や血糖が下がり過ぎてしまった**わけです。このように、たくさんの薬を服用することで不具合が生じることをポリファーマシー(多剤併用)といいます。そして、この方のようなケースは、実は非常に多いのです。

中でも多いのは「転倒」です。**高齢者の転倒の実に40%が、薬が関係している**と言われています。

「降圧剤を服用して血圧が下がり過ぎ、意識レベルが低下して転倒」「糖尿病薬服用後に低血糖になって、意識が遠のいて転倒」「睡眠薬を服用し、夜中にボーッと起きたときにフラついて転倒」といったように、さまざまなかたちで薬が影響しているケースが目立ちます。

とりわけ、外来通院中の高齢者の場合、飲んでいる薬の数が5種類を超えると、転倒リスクが急激に上昇することもわかっています。

高齢者の転倒の原因は……？

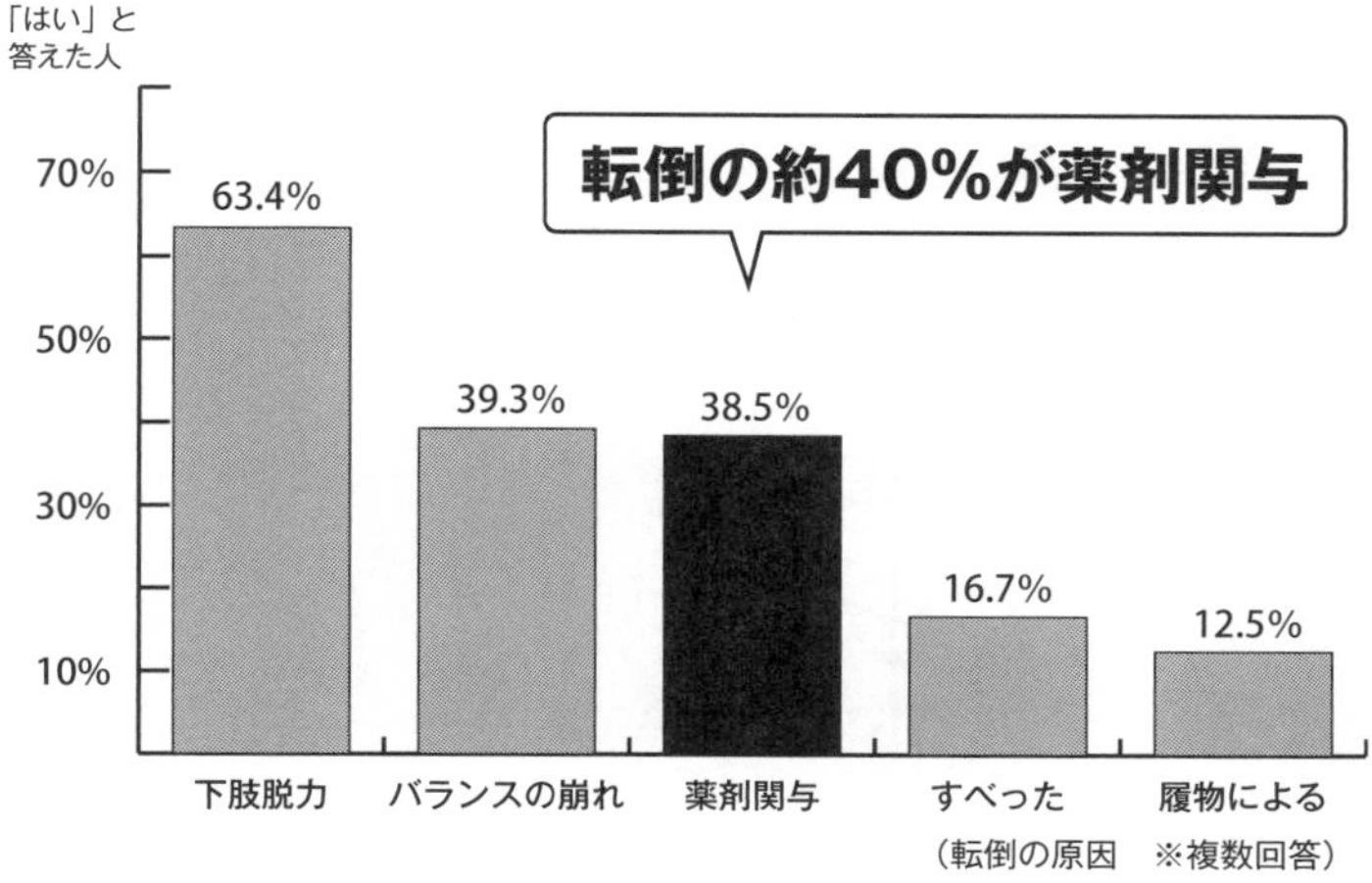

薬の多さ・種類で転倒リスクは大きく変わる！

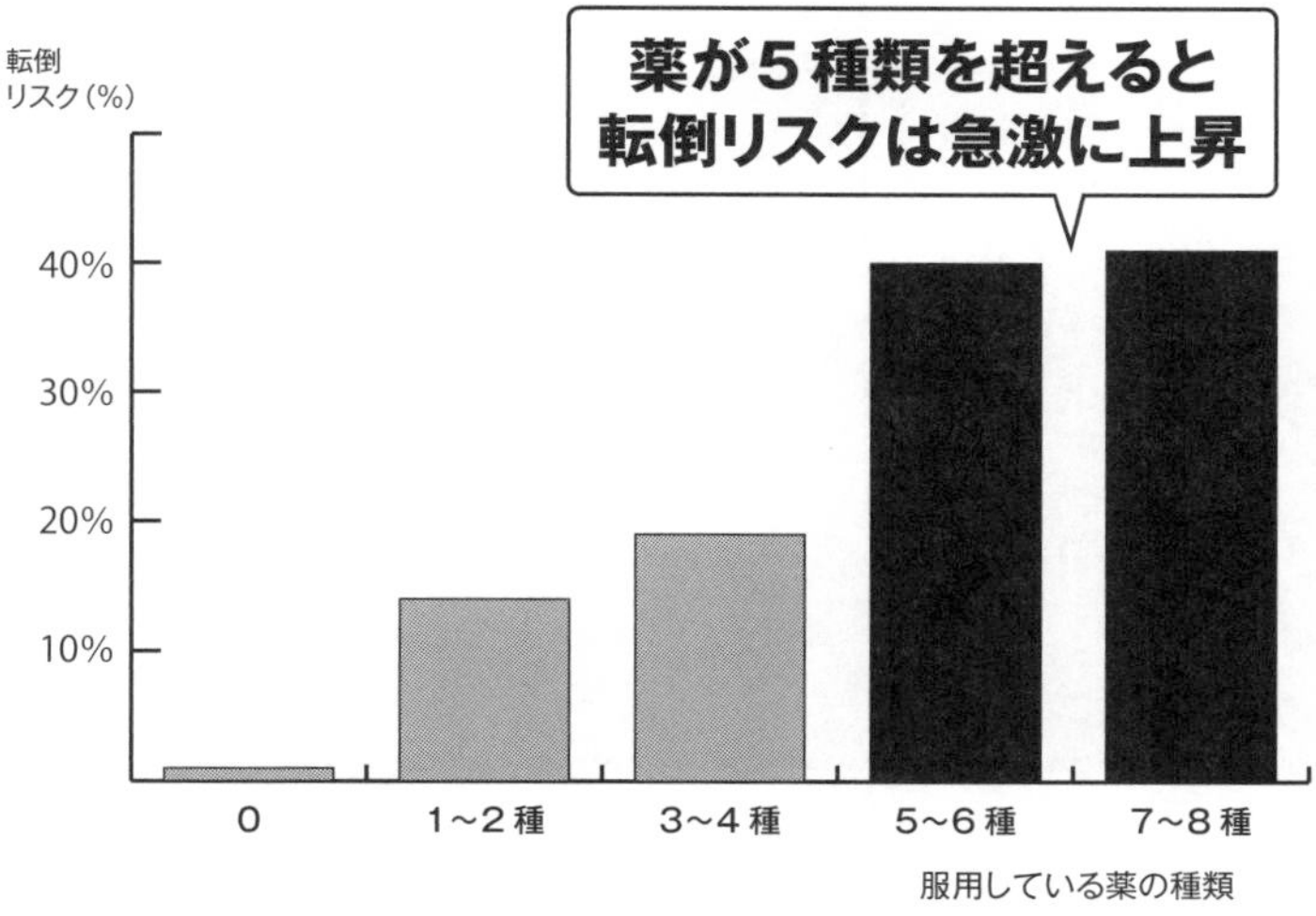

出典：Kojima T,et al.:Polypharmacy as a risk for fall occurrence in geriatric outpatients.Geriatr Gerontol Int 12:425-430,2012.

「ちゃんと食べる」ことが体を守る最高の薬

いまの時代、5種類以上の薬を飲んでいる高齢者なんてザラです。もし、転倒した際に骨折でもすれば、そのまま入院して衰弱の下り坂を転げ落ちていくことにもなりかねません。

また、薬のリスクは転倒・骨折だけではありません。摂食・嚥下機能の低下、誤嚥性肺炎、認知機能の低下（認知症の症状の悪化）、低栄養や筋量減少（サルコペニアなど）にも関係することがわかっています。

つまり、**「薬は、高齢者にとってはリスクになり得るもの」**なのです。だから、日々大量に薬を飲んだり、不必要な薬まで飲んだりしているのは考えもの。医師に言われるまま飲んでいた薬が、知らず知らず衰えを加速させているというケースは、実はかなり多いのです。

特に注意しておきたいのは、**薬服用が食欲の低下や低栄養につながっているケースが多いこと**です。

高齢者によく処方される薬の中には、食欲や摂食嚥下、消化吸収に悪影響を及ぼすものが少なくありません。

たとえば、睡眠薬や精神安定剤、咳止め薬には食欲を減退させるものが多いですし、痛み止めには胃腸障害を起こすものが多いです。

また、薬によっては腸の動きを悪くしたり、唾液の分泌を低下させて口内をパサパサにしたりする副作用があるものもあります。

日本の高齢者が「たくさん食べられない」背景には、こういった薬の副作用が多分に影響している可能性があるのです（そもそも1回に25錠以上も飲んでいたら、それだけでおなかがいっぱいにもなりますが……）。

「まじめに薬を飲む」→「副作用で食欲が落ちる」→「食べる量が少なくなる」→「低栄養になる」→「体重が減り、やせてしまう」といった悪循環に陥《おちい》っている方も多いのではないでしょうか。

ですから、しっかり食べて体を守っていくためにも、薬の服用には慎重を期すべき。私は訪問診療をしている患者さんには、薬はできるかぎり少なくするようにしています。

先ほど紹介した25種類もの薬を飲んでいた方に対しても、私は5種類まで薬を減らしました。これだけ減らしても血圧や血糖にはなんの問題もありません。それどころか、その方は以前よりも食欲が増してたっぷり食べられるようになり、顔色も体調もグッとよくなりました。

高齢者にとっては「ちゃんと薬を飲むこと」（病気を治す）**よりも、「ちゃんと食べること」**（基礎体力をつける）**のほうがはるかに重要と考えます。**

「医食同源」という言葉があるように、医療と食事の根っこは同じです。だから、「食べることによって体を治していくんだ」という姿勢を持って、薬に頼りすぎないようにしていくべきでしょう。

高齢者にとっては、**「食べることこそが、体を守ってくれる最高の薬」**ということを、しっかり頭に入れておくようにしてください。

好きなものを食べて
「体重」を
貯蓄するのが
最高の投資！

年を重ねてきた方たちはみな、これから先の人生に対して、多かれ少なかれ危機感や不安を抱えていると思います。

「この先、足腰が衰えたら自分はどうなるのか」

「もし持病が悪化して入院することになったらどうなるのか」

「いつかは動けなくなったり食べられなくなったりする日が来るのだろうか」

そういう心配や不安を数え出したらキリがないでしょう。

しかし、この先、何が起こるかわからないからこそ、いまのうちからしっかり「食べて太っておくこと」が重要なのです。

私は、**「しっかり食べること」は、これから先の人生を明るく過ごすために有用な、「最高の保険」「最高の投資」**と考えています。

世間にはよく、

「いまのうちからコツコツ貯金をして、骨を丈夫にしておきましょう」

「いまのうちから筋トレをして、筋肉を〝貯筋《ちょきん》〟しておきましょう」

といった健康推進のキャッチフレーズがありますよね。

発想はそれと一緒。そして、骨を強くするにも、筋肉を蓄えるにも、その原料＝食事が大切です。まずは「将来のために、いまのうちからしっかり食べる習慣をつけて、体重を増やしておきましょう！」というわけです。

きっと、自分の老後の人生を穏やかなものにするために、コツコツと貯金や投資をしてきた方も多いでしょう。そういう経済的な〝蓄え〟があれば、急に困ったことが起きたようなときも、あわてることなく安心して構えていられますよね。

それと同じように、**「日々しっかりと食べて、自分の体に〝体重〟を蓄えておきましょう」**ということ。

体重という蓄えを増やしていくには、「保険」や「投資」をするようなつもりで、「しっかり食べる」という努力を毎日コツコツと続けていくのがおすすめ。

そうやっていまのうちからコツコツと〝投資〟をして体重を蓄えておけば、「将来降りかかってくるかもしれないリスク」の多くを解消することができて、より安心な人生を送ることができるのです。

私は、**高齢の方々の人生のラストステージは、この〝体重の蓄え〟があるかな**

いかで非常に大きな差がつくと考えています。

だって、考えてみてください。

肺炎や骨折に見舞われて「一度でも」入院すれば、筋肉も体重も一気にガクンと減ってしまいます。せっかくこれまで貯めてきた（体重という）貯金が一気に減ってしまうようなもの。

そういうときに、蓄え（体重）がたくさんある人は、ガクンと減ってもまだ余力があって持ちこたえられるかもしれません。しかし、蓄えが少ししかない人はガクンと減ったら最後、もう持ちこたえられないかもしれないのです。

「好きなものを、思い切り食べること」は、**考えうる健康法の中で、いちばん楽しくて、苦なくできる、前向きで幸せな方法**だと思いませんか？

その投資は、ゆくゆく「人生のラストをより穏やかに、より幸せに生きられる」という大きなリターンとなって、みなさんのもとに返ってくるはずです。

人生のラストで幸せというリターンが返ってくるように、おいしいものをしっかり食べて、未来を変えていきましょう。

パート

2

血圧や血糖を気にするより、とにかく食べなさい！

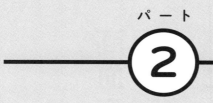

高血圧も高血糖も
動脈硬化も、
気にし過ぎない!

基本的にこの本では、高齢者のみなさんに「食べたいものをどんどん食べなさい」ということをおすすめしています。

ただ、これに関して「そんなこと言っちゃっていいの？」と、首をかしげている方もいらっしゃるでしょう。

おそらく、その「首をかしげている理由」は、「食べたいものを食べて太ったら、糖尿病とか高血圧とか、生活習慣病になっちゃうんじゃないの？」ということではないでしょうか。

確かに生活習慣病は動脈硬化を加速させ、脳卒中や心筋梗塞、腎不全などを引き起こします。若い人、元気な中高年の方にとっては、健康寿命の短縮につながりかねない「リスク」です。

しかし、実は**衰えが気になり始めた高齢者は、動脈硬化よりもやせてしまうことを心配すべき**なのです。そして血圧、血糖、コレステロール、食事の塩分や脂肪分も、実はそこまで気にし過ぎる必要はありません。

これまで続けてきた食事の摂生はすっぱりと忘れて、好きなものをどんどん食べ、体重をつけることを優先したほうがいいのです。

たぶん、〝えっ？　どうして？〟と頭の中がクエスチョンマークだらけになっている方も多いのではないかと思います。

この章では、これらの医学的な理由をじっくり解説していくことにしましょう。


まずは、動脈硬化から。

血管も加齢とともに老化していきます。この血管（動脈）の老化現象が「動脈硬化」です。これは老化現象ですから、誰にも避けられません。

たとえば、庭の水まきホースを思い浮かべてください。

最初のうちはやわらかく弾力がありますが、何年も経つと、柔軟性が失われ、カチカチに硬くなってきますよね。

わたしたちの血管にも同じことが起こっていて、**どんなに健康的な生活をしていたとしても、年齢を重ねるにつれて徐々に血管が硬くなり、通り道が狭くなって、破れたり詰まったりしやすくなってくる**のです。

脳の血管が破れたり詰まったりすれば脳卒中が起こりますし、心臓の血管が詰まれば心筋梗塞が起こります。

日本人の死因の3分の1が、こうした動脈硬化系の疾患だとされているほど。動脈硬化は老化現象なので治療はできませんが、生活習慣を改善することによって、その進行を「遅く」することはできます。特に、高血圧や糖尿病、脂質代謝異常症などは血管にストレスを与え、動脈硬化の進行を加速させます。従って、これらの生活習慣病をきちんと治療すること、その原因になりうる内臓脂肪型肥満（メタボ）を防ぐことはとても大切です。

だから、若い世代や中高年世代は、食事や生活に気をつけて、体重や血圧、血糖をコントロールし、少しでも血管の老化進行をスローダウンさせることが求められます。

みなさんの中にも、若い頃からかかりつけの医師に食事、体重、血圧、血糖などについて、あれやこれやと口酸っぱく言われ続けてきた方が多いかもしれませんね。

しかし――。

これが高齢者の場合になると様相が変わってくるのです。

だってみなさん、考えてみてください。

高齢者の場合、身体の老化に合わせて、当然のことながら「血管の老化＝動脈硬化」も進行しています。

特に老化に伴うなんらかの衰えを自覚している人は、動脈硬化もある程度進行した状態と考えていいと思います。

繰り返しますが、動脈硬化はシミやシワ、白髪などと同じ「老化現象」です。

もちろん、高齢で衰えが目立ち始めた状況でも、動脈硬化を防ぐ治療を継続することがまったく無意味であるとは言いません。脳卒中や心筋梗塞などの持病のある人は、治療を継続したほうが、死亡リスクは若干低くなることがわかっていますし、脳出血の既往や動脈瘤などがある方は、血管の破裂を避けるために血圧が上がり過ぎないように注意する必要はあります。

しかし、このようなごく一部の方を除くと、**若い時分に比べたら、それをがん**

ばることによって得られる利益は「ものすごく小さい」。それどころか、過度の治療はかえって死亡リスクを高める可能性も指摘されています。

ですから、「高齢になって衰えが目立ってきたら、積極的に動脈硬化を防ぐ治療はしなくていい」――私はそう考えています。

なぜなら、高齢者には、動脈硬化なんかよりも、もっと危ない「リスク」があるからです。

動脈硬化よりも危険な、「命の危機に直結するトラブル」を防いでいくべきなのです。

年をとって
いちばんのリスクは
「少食」と「衰弱」

では、高齢になってからは、いったいどんなトラブルを防げばよいのでしょう？

101ページの円グラフを見てください。

これは「高齢者が要介護になった原因」をまとめたデータです。

認知症が18・7％で最も多く、脳血管疾患が15・1％、高齢による衰弱13・8％、骨折・転倒12・5％といった原因が続きます。これらのうち、先ほど述べたように、動脈硬化系疾患の脳血管疾患や心疾患は、年をとってからは防ぐことができません。

一方、防ぐことができるものはどれでしょうか？　先ほどの円グラフを見ると、高齢による衰弱、骨折・転倒、関節疾患は防ぐことができます。それに認知症18・7％のうち、3分の1くらいはサルコペニアなど身体機能の低下に関するものなので、これも防ぐことができます。

どうすれば防げるのかについては、もう言うまでもありませんね。そう、**しっかり食べて体重を増やせば、これらの多くのリスク要因を防いでいくことができ**

るのです。

しっかり食べて栄養状態をよくしておけば、衰弱を防げますし、食べて筋肉量を維持していれば運動機能がキープされるので、関節疾患や骨折・転倒も防ぐことができますし、それらに伴う認知機能の低下を防ぐこともできます。

「しっかり食べることで防げるリスク要因」をすべて合わせると40％にもなり、全リスク要因の3分の1以上を広範囲にカバーできることになるわけです。

ここで、動脈硬化系（脳血管疾患と心疾患）の合わせて約20％の「いまさら防げないリスク」を防ごうとがんばるのと、しっかり食べて計40％の「いまから防げるリスク」を確実に防いでいくのと、「どっちが得か」を考えてみてください。

当然、しっかり食べることに力を注ぐほうが、効率的にリスクを防げますよね。

だから、年老いてきたら、もう動脈硬化系のリスクを防ぐことにはこだわらず、「しっかり食べて太ること」へと健康管理の目標を切り替えていくほうがいいのです。

高齢者にとっていちばん避けたいのは「衰弱」

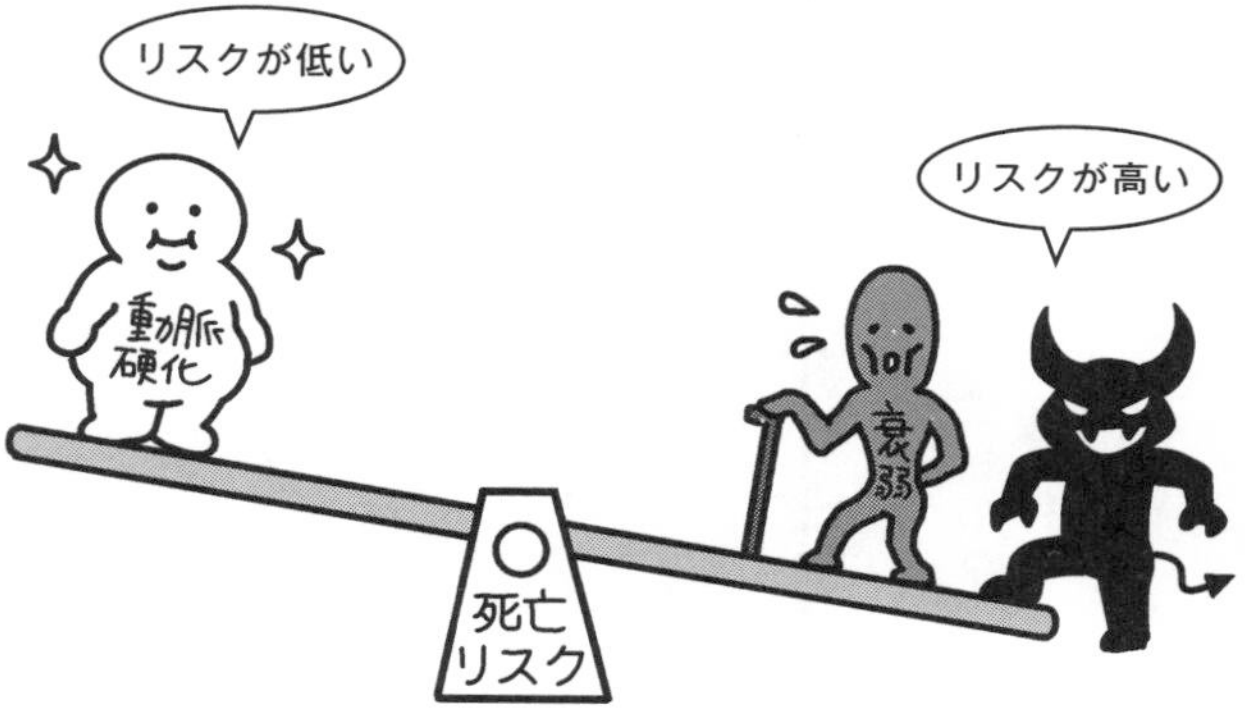

65歳以上の要介護者等に見る、介護が必要となった主な原因

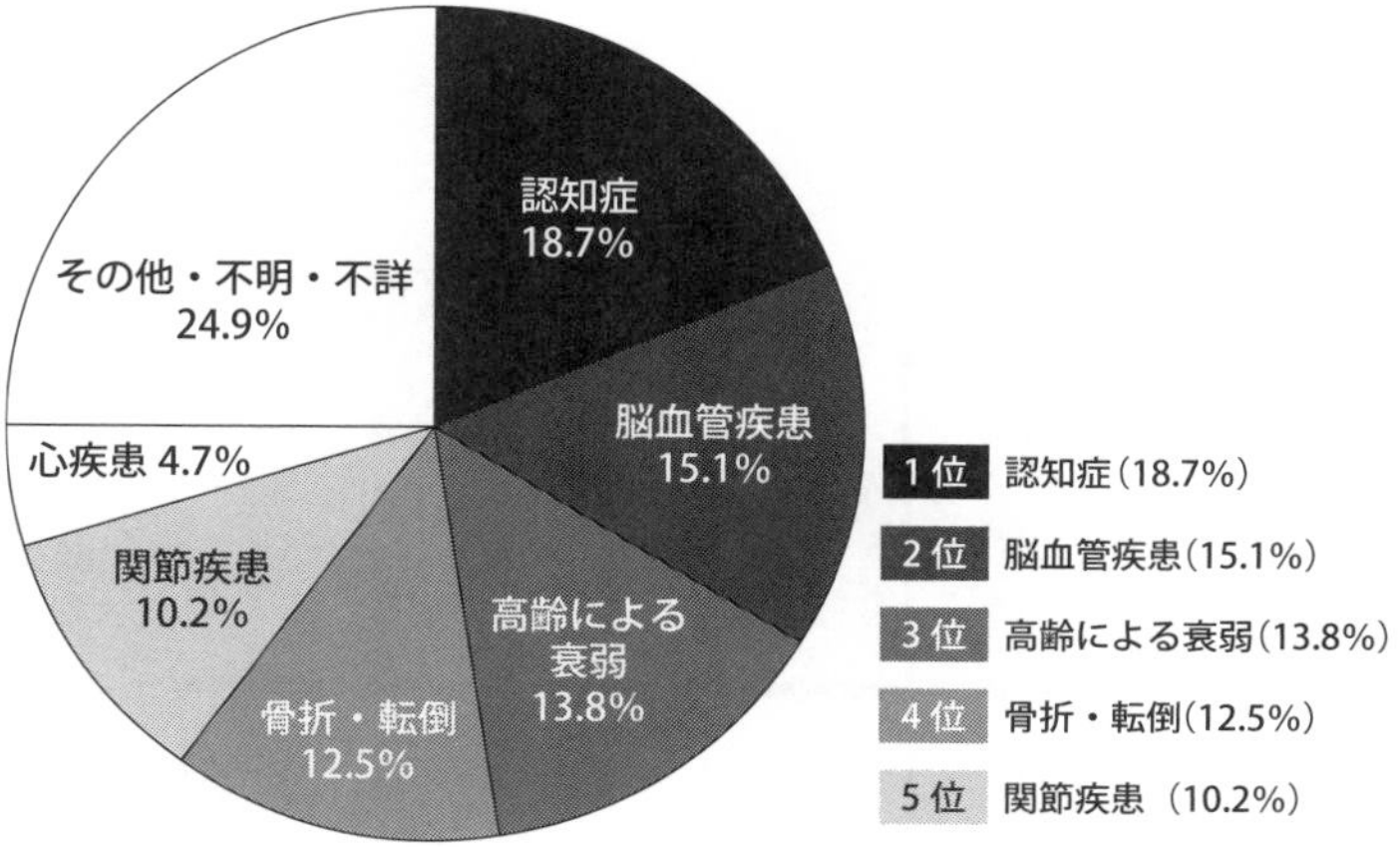

出典：内閣府平成30年度版高齢社会白書

年をとってきたら
発想を
大きく変えよう

みなさんはこれまで、「いつまでも健康に長生きをしたい」という思いから、メタボにならないように摂生をしたり、血圧や血糖が上がらないよう注意をしたりしてきたのではないでしょうか。

言わば、「健康寿命を延ばそう」とがんばってこられたわけですよね。

たしかに、若い世代や中高年世代が健康寿命を延ばすには、動脈硬化を予防する対策をとることが中心となります。

人生の半ばで脳卒中や心筋梗塞を起こして命を失ったり要介護になったりしないようにと、日々食事や生活に気をつけてこられた方も多いでしょう。

しかし、**高齢になって多少なりとも体の衰えを自覚するようになってきたら、これまでの路線とは別れを告げて、思い切った大方針転換をするべき**なのです。

なぜ、大方針転換が必要なのでしょうか。

前の項目でも述べたように、年老いてから動脈硬化を防ぐ努力をしても、「中高年のときほどの効果はない」「してもあまり意味がない」からです。

人生の終盤が見えてきた高齢者にとって、「薬漬けになっても入院しても寝たきりになっても、動脈硬化の進行を防いで、何がなんでも寿命を延ばす」ことよりも、もっと大切なことがあるのではないでしょうか。

私は、「もっと「自分の足元」に目を向けて、〝自分の人生のラストを幸せなものにするために、いますぐできること〟に力を注いでいきませんか？」と言いたいのです。

好きな食べものもガマンして先々の寿命をほんのちょっと延ばすよりも、残りの人生を楽しく幸せに生きられるような方向へと大きく舵を切ることをおすすめしたいと思います。

では、残りの人生を楽しく幸せに生きられるようにするには、いったい何に力を注いでいくべきなのでしょうか。

パート1でも述べたように、**高齢者を衰えさせてしまういちばんのリスクは、食事量を減らして低栄養となり、「肺炎」や「骨折」を起こして入院してしまう**

高齢者の守るべきこと=「食事量」と「体重」

△ **動脈硬化を防ぐ ＝ 効果小**

⇩

そのためにやせて、「肺炎」になったり「骨折」してしまったら、本末転倒

◎ **たくさん食べる ＝ 効果大**

⇩

思いがけない病気や入院に備えて、「体重」を蓄えておく

ことです。

そして、こうした事態に陥らないようにするための**最も効果的な防御策が、「日々しっかり食べて、体重を増やしておくこと」**なのです。

現実路線に方針転換をして「残りの人生をより楽しく生きること」へと目標を切り替えると、健康の維持管理のために毎日の生活で行なうべきこともガラリと変わってくるはずです。

健康のためにすべきことは中高年と高齢者で「180度」変わる！

若い人や中高齢の人とって重要なのは、「健康寿命を延ばすこと」「病気にならず、日常生活を支障なく過ごせること」です。

健康寿命を守るために防ぐべき病気は、脳卒中や心筋梗塞、腎臓病などがあります。

医師たちは、これらの病気の原因となる動脈硬化の進行を遅らせるために、メタボや高血圧を防ぐためにカロリーや塩分の制限を指導し、お酒やたばこをやめること、血圧や血糖、コレステロールを下げること、そのためにきちんと薬を飲むことなどを長年指導してきました。

しかし、年齢を重ね、衰えが目立ち始めた人たちにとって、「食事の制限」は逆にリスクになります。

お酒やたばこは、残りの寿命に大きな影響を与えません。

血圧や血糖は下げ過ぎない、コレステロールは下げないほうがいいかもしれない、ということがわかってきました。

年齢によって健康の正解は180度変わる

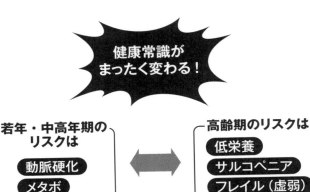

健康常識が
まったく変わる！
若年・中高年期の
リスクは
動脈硬化
メタボ
高齢期のリスクは
低栄養
サルコペニア
フレイル（虚弱）

そして、薬は少ないほうがよいのは先に述べた通りです。

要するに、**「若者や中高年世代の人々が健康のために気をつけるべきこと」と「高齢者が健康のために気をつけるべきこと」では、内容が１８０度逆転する**ということです。

これまでずっと心がけてきたこととは、まったく逆のことを心がけるようにしていきなさいというわけです。

みなさんの中には少し頭が混乱している方もいらっしゃるかもしれませんね。

まあ、これまでずっと「健康に悪いからやめなさい」と言われ続けてきたことを、一転して「健康のためにぜひやりなさい」とすすめられているようなものですから、混乱するのも無理はありません。

しかし、これらの「180度大転換」は、すべてしっかりした医学的裏付けがあることなのです。

「食べること」や「太ること」に関してはパート1でだいぶ述べたのでもう説明不要だと思いますが、「血圧」「血糖」「脂質」などへの対応をどうしてここまで大転換しなければいけないのかの医学的根拠については、これから順次説明していくことにしましょう。

とにかく、**若年・中高年世代と高齢者とでは、健康のためにやるべきことがまったく逆転する**のです。ですから、年をとってきたら、これまで植えつけられてきた〝健康常識〟をすべてリセットするくらいのつもりで、「新しい健康習慣」を身につけていくほうがよいでしょう。

ペットボトルのフタが開けにくくなったら、「ギアチェンジ」のサイン

私は、「若年・中高年世代向けの健康習慣」から「高齢者向けの新しい健康習慣」への切り替えを**「ギアチェンジ」**と呼んでいます。

先述したように、高齢になって衰えを自覚するようになったら、**これまで食事面などで摂生をしてきた健康管理のやり方を180度切り替え、栄養価が高いものをしっかり食べて体重を増やしていかなくてはなりません。**

ただ、少し難しいのは、ギアチェンジのタイミングです。

「高齢になって衰えを自覚するようになったら」と言われても、体の衰えには軽微なものから重いものまでかなり幅があるだろうし、衰えの感じ方には個人差もあるだろうし、いつから切り替えればいいのかの判断が難しいですよね。

そこで、「ギアチェンジをするべきタイミングの指標」をざっとリストアップしてみました。「こういう症状や衰えが目立ってきたら、もうギアチェンジをしたほうがいいですよ」ということ。

みなさんも、自分に当てはまる項目にチェックしてみてください。

ギアチェンジをするタイミングの指標

□ペットボトルのフタを開けられなくなった
□片足立ちで靴下を履こうとするとよろけるようになった
□最近、歩く速さが明らかに遅くなった
□横断歩道を信号が青のうちに渡り切れない
□15分以上続けて歩けない
□ふとんの上げ下ろしなど、力を込める家事がつらい
□ふくらはぎの太い部分に「両手の親指と中指をつけてつくった輪っか」を当てはめると、「足」と「指の輪っか」の間に隙間ができる（指輪っかテスト）
□最近、食事量が落ちてきた
□他人から「やせた」と言われるようになった
□このところ、めっきり体重が減った
□ファミレスや定食屋さんの「○○定食」を全部食べられず、残すようになった
□最近、食事中にむせることが多くなった

□薬やサプリメントなど、大きな錠剤が飲み込みづらくなった
□自分の唾液でせき込むことがよくある
□日常生活で、いままで問題なくできていたことができなくなってきた

いかがでしょうか？

これらの項目のうち、もし複数の項目が当てはまるようなら、もう「待ったなし」でギアチェンジをする必要があると思います。

ペットボトルのフタを開けられなくなるのは筋肉が落ちて握力が低下したサインですし、歩くスピードが落ちたりふくらはぎが細くなったりするのも、筋力低下が進んでいるサイン。

また、食事中にむせたり唾液でせき込んだりするのは、嚥下機能（のどの筋肉）の低下が進んでいるサインです。

くれぐれもこの「タイミングの見極め」を間違わないようにしていきましょう。

血圧は年をとれば
上がる「生理現象」。
むやみに
下げてはいけない

年をとって衰えが目立つようになってきたら、血圧はむやみに下げないほうがいい——私はそう考えています。

そもそも、血圧は、年をとればとるほど高くなるのが当たり前です。前に説明した通り、高齢になれば「誰でも例外なく」動脈硬化が進みます。長い間、庭に放置されたホースのように、年を重ねるとともに血管が硬くなり、中の通り道が狭まっていくのです。

生きていくためには、全身の血液循環システムを回し続ける必要があります。この老朽化し、狭くなった血管にこれまでと同じ量の血液を流すためには、どうしてもより高い圧力＝血圧が必要になります。従って、血圧は年齢とともに徐々に高くなっていきます。

50代では50％、60代では60％、そして70代では約70％の人が高血圧の診断基準を満たします。しかし、これは、「高血圧という病気になった」というよりも、**年をとって血管が老朽化しても、血流を一定に維持し続けようとするために起こっている「生理現象」なのです。**

そして、この血圧の上昇によって寿命が縮むことはありません。

だから、私は高齢期の高血圧を〝あらゆる病気の元凶〟であるかのように敵視する必要はないと思います。

特に**動脈硬化の進行した80歳以上の高齢者の場合には、若い世代とは異なり、血圧が高くても死亡リスクが変わらない**ということが、日本人を対象とした研究で明らかになっています。むしろ、降圧薬で厳格に血圧を下げることで死亡リスクが2倍になるという研究報告もあります。

たとえば、80歳の人が180あった血圧を120にまで下げたとしましょう。数字だけを見ると「こんなに下がったから、きっと効果も大きいんだろうな」と思ってしまいますよね。

でも、違うのです。この80歳の人の「血圧180→120」の効果は、50歳の人の「血圧130→120」と変わらないことが明らかになっています。

つまり、**若い人の場合であれば、血圧をちょっと下げただけでも大きな死亡リスク減少効果が得られるのですが、高齢者の場合は、血圧を少し下げたくらいで**

は、そこまで死亡リスクが減少しないのです。

また、これはぜひ覚えておいてほしいのですが、たとえ血圧が180あったとしても、それくらいの血圧で血管が破れることはありません。

多くの国民は「血圧180」なんて聞くと「うわっ、高い……！　やばいな」と思うのが普通でしょうけれど、高齢者は（まあ、高めは高めですが）180あってもそれほど大問題というわけではないのです。

長年訪問診療で高齢の患者さんの血圧をチェックしてきた私の感覚では、さすがに200を超えるとまずいなとは思いますが、上が150～180くらいであれば、お年寄りなら普通に見かける「常識的範囲内」という印象です。

では、高齢者は、どれくらいの血圧値を目指せばいいのでしょう。

ちなみに、2019年に改定された日本高血圧学会のガイドラインは、血圧の正常値を上120／下80未満、高血圧は上140／下90以上と定めています。治療の目標値としては、75歳以上の後期高齢者の場合、上135／下85未満を目指すこととなっています。

しかし、私は、身体の衰えが目立ち始めた高齢者にとっては、これは低すぎると考えています。

このガイドラインは、欧米の高血圧ガイドラインとの整合性を合わせていることと、より厳格な治療をしたほうが心筋梗塞や脳梗塞のリスクが低くなるという研究報告を受けたものです。

確かに高齢者であっても、血圧を下げたほうが心臓や脳の事故が少なくなるのは事実です。しかし、脳卒中を起こりにくくすることはできても、死亡リスクそのものは下がらないことも別の研究で明らかになっています。

むしろ、**要介護など衰えが目立ち始めた高齢者については、2種類以上の降圧薬を服用して上の血圧を130未満まで下げると、死亡リスクが2倍まで高くなる**ことがわかっています。

高齢者は動脈硬化以外にもたくさんの問題を持っています。血圧を下げることによって、場合によってはこれらによる死亡リスクを高まる危険性があるのです。

実際、**高齢者の場合には、血圧が高いほうが死亡リスクは低くなるという研究もあります。**

私も、**特に身体の衰えを自覚してきた人は、血圧は少し高め、上が１６０くらいあっても差し支えない**と思います。

加齢に伴い血圧は上昇します。虚血性心疾患や脳卒中のリスクは上昇しますが、リスクの上昇に高血圧が寄与する割合は減少していきます。

医療の目的は血圧を下げることではありません。降圧治療をすることによって、その人の生命予後や日常生活の質を改善させることです。

後期高齢者は収縮期血圧を１２０まで下げても、収縮期血圧が１８０の40～50代と比べて、心臓疾患死のリスクは2倍になることがわかっています。**高齢者の場合、高血圧による死亡のリスクよりも、高齢そのものの影響のほうがはるか**

に大きいということになります。

「血圧が高いから治療しましょう」というのは高齢者にとっては必ずしも適切な考え方ではないかもしれません。高齢者の高血圧の治療はこうすべき、ということではなく、それぞれの患者の基礎疾患や予後、そして生活や人生の中での優先順位などの個別性や関係性を考えていくことが大切なのだと思います。

むしろ、**高齢者が気をつけなくてはならないのは「血圧の下げ過ぎ」**です。

仮に、80歳の人が降圧剤を服用して、１６０あった血圧を１２０にまで下げたとします。その人にとっては血圧１４０くらいが、日々の活動のために必要なレベルだったとしましょう。つまり、本来その人にふさわしい血圧のレベルよりも下げ過ぎてしまったわけですね。

すると、どのようなことが起こるでしょうか？

血液を十分に循環させることができず、立ち上がったときにフラフラしたり、汗をかいたあとに立ち上がれなくなったり、意識が遠のいて転倒したり……といったトラブルが起こりがちになるのです。

先にも述べたように、高齢期の転倒は骨折や入院につながることが多く、体の機能を大きく後退させるきっかけとなります。

ですから、高齢者は血圧を下げ過ぎてはいけません。特に、**体の衰えを感じだした方は、「降圧剤による血圧の下げ過ぎ」には十二分に注意を払っていただきたいと思います。**

みなさんの中にも降圧剤を飲んでいる方が少なくないでしょうが、もし「日中フラフラする」など、「下げ過ぎの症状」に心当たりがあるなら、医師と相談したほうがよいかもしれません（かかりつけのお医者さんだけでなく、セカンドオピニオンを含め、私たちのような訪問診療医にも相談されることをおすすめします）。

「高齢者の場合、血圧はただ下げればいいというものではない」ことをしっかり理解したうえで、ご自身の血圧と適切に付き合っていくようにしてください。

カロリー不足の高齢者が続出！糖尿病学会も「食べて！」と発表

糖尿病の治療は食事療法が基本です。糖尿病と聞いて、カロリー制限が頭に浮かぶ人も多いでしょう。

体重が増えると血糖値が下がりにくくなるので、糖尿病で標準体重よりも重い人は、まずは減量をしなければなりません。そのためにはほかの人のように好きなときに好きなだけ食べるというわけにはいきません。まずは1日に必要なカロリーを厳格に計算します。身長170センチの働き盛りの男性の場合だと1日2000kcalくらい。身長150センチの専業主婦の場合だと1日1400kcalくらい。そして、これを超えないようにしなければなりません。

カロリー制限を経験したことのある方はわかると思いますが、1日1400kcalに抑えるとなると、かなり「もの足りなさ」を感じるはず。きっと、これまでずいぶんガマンをしてきた方もいらっしゃるでしょう。

しかし、高齢になって健康習慣をギアチェンジするようになったら、もうこうしたカロリー制限を意識し過ぎる必要はありません。

むしろ、これまでとは逆に、しっかりカロリーを摂って体重を減らさないよう

にしたほうがいいのです。

いったい、なぜなのでしょうか。

その理由は、カロリー制限など行なう必要がないくらい、高齢者があまりに食べていない状況が明らかになってきたからです。

先にも述べたように、日本の高齢者には年を重ねるとともに食事量が低下していってしまう人が少なくありません。

たとえば、糖尿病の持病を持つB子さん（75歳）がかかりつけの医師から1日の食事を1400kcalにするようすすめられていたとしましょう。ところが、B子さんが普段摂っていた食事は、実は1200kcalほど。**制限どころか、そもそも1日に必要な摂取カロリーの1400kcalにさえ届いていなかった**わけです。

B子さんは若い頃から食事量を減らしなさいという指導を受けていたため、「わたしは糖尿病なんだから、食べる量は少なければ少ないほどいいんだ」と思い込んで、食事量を減らし過ぎてしまったわけです。それで、食事量低下によってエネルギーが不足し、筋肉が落ち、体重が減って……。

こうした悪循環がいかに悲惨な結末をもたらすかはパート1で述べた通りですが、このB子さんと同じようなパターンの糖尿病患者が非常に多いことが明らかになってきたのです。

このため**日本糖尿病学会では2016年に糖尿病治療ガイドラインに改定を加えるとともに、特に体の機能に衰えが目立ち始めた高齢者については、「十分なたんぱく質を摂ること、比較的多めにエネルギー摂取することが望ましい」**と記しています。

簡単に言えば「ギアチェンジが必要な人は、そもそもカロリーが足りていないんだから、糖尿病であっても制限せずにきちんと食べたほうがよい」となったわけですね。

高齢者の血糖値については、さらに明らかになった事実もあるので、次の項目でご説明していきます。

薬で血糖値を下げ過ぎると「認知症リスク」も高まる！

さらに、**2016年に発表された糖尿病治療ガイドラインの改定では、「高齢者は血糖値を下げ過ぎないほうがいい」という内容も加えられました。**

糖尿病と言えば高血糖を避けて血糖値を下げなきゃいけないのが常識なのに、どういうことなのでしょうか。

実は、近年、薬で血糖値を下げ過ぎたことによってトラブルに見舞われる高齢者がたいへん増えているのです。

加齢とともに薬を分解・排泄する肝臓や腎臓の働きが低下して、血糖を下げる薬の成分が身体に長く残り、効き過ぎることがあります。特に80歳以上になると「重症低血糖」が起こりやすくなります。

一方、高齢者は自律神経の機能も低下しています。そのため、一般的に知られている典型的な低血糖の症状が目立たず、低血糖が起こっていることが見逃されることもあります。本人も気が付かないままに低血糖を繰り返し、身体機能や認知機能に悪影響を及ぼしていく。こんな状況を避けるために、**特に内服薬やインスリンで治療をする場合には、「血糖値を高めにしたほうが安全である」と考え**

られるようになりました。

本人が低血糖を自覚しないまま、意識レベルが低下し、ボーッとした状態で過ごしていると、てきめんに転倒リスクが高まります。ボーッとして階段を踏み外してしまったとか、ぼんやりして床に広げた新聞に足をとられて転んでしまったとか、そういう事故が起こりやすくなるのです。骨折して入院でもすれば、それきり家に帰ってこられなくなる可能性もあります。

それに、**低血糖でボーッとしていると、誤嚥や窒息を起こすリスクも高まります**。飲み込むという作業は、意識レベルが下がっていると確実性や精度が大きく低下してしまうもの。この精度低下によって、食べものをのどに詰まらせたり誤嚥をして肺炎を起こしたりすることが多くなるわけです。こちらも骨折と同様に命取りの事故となるケースが少なくありません。

さらに、**「深刻な低血糖」の場合は、認知症リスクが高まることが研究で明らかにされています。**

〝低血糖でなぜ認知症？〟と思う方も多いかもしれませんが、重度の低血糖を起こすと脳への栄養が急速に欠乏し、これによって脳神経細胞がダメージを受けてしまうのです。

こうした深刻な低血糖を何度も繰り返していると、神経細胞のダメージが広がるとともに認知機能が低下してくるようになり、認知症のリスクがぐんと高まってしまうわけです。

しかも、認知機能が低下すると、血糖コントロールがいちだんと難しくなりますし、低血糖の症状にも気付きにくくなっていくほか、転倒骨折を起こしたり誤嚥性肺炎を起こしたりするリスクもさらに高まってきます。

「血糖値はただ下げればいい」といったスタンスでいると、知らず知らずのうちに「低血糖のワナ」に陥って、よりいっそう要介護や死亡のリスクを高めることにつながりかねないのです。

血糖値の「下げ過ぎ」で脳卒中や心筋梗塞のリスクも高まる！

では、高齢になり、衰えを自覚するようになってきた糖尿病患者は、いったいどのように糖尿病と付き合っていけばよいのでしょうか。

この項目で見てきたように、カロリー制限は食事量低下を招いて低栄養や筋量減少の原因となりますし、薬による血糖値の下げ過ぎも骨折、肺炎、認知症などを引き起こす原因となります。

つまり、**「厳格な糖尿病治療」は、高齢で体が弱ってきた患者にとっては心身の機能を急速に衰えさせて寿命を縮めてしまいかねない「非常におそろしいリスク」となり得る**のです。

一生懸命まじめに治療した結果、転倒・骨折し、認知症も進行し……というのでは、なんのために治療をしているのかわかりません。

糖尿病を治療しなければいけないのは、血液中にあふれた糖やそれに伴って増加するインスリンが、血管の壁を傷つけ、動脈硬化を加速させるからです。糖尿病を一言でいえば「血管の老化が早くなる病気」なのです。

動脈硬化は長期的には脳卒中や心筋梗塞の原因になります。また、腎臓や眼底《がんてい》の血管を傷つけ、腎不全や網膜《もうまく》剥離《はくり》もうまくはくりを起こすこともあります。ですから、基本的にはきちんと血糖値を下げて、血管を保護し、動脈硬化の加速にブレーキをかけなければなりません。

しかし、高齢になり、身体の衰えを自覚するようになると、すでに血管は動脈硬化が進行した状態。糖尿病があってもなくても、血糖値を厳格に治療してもしなくても、ここから先の運命は大きく変わりません。むしろ**重度の低血糖を起こすと脳卒中や心筋梗塞のリスクが逆に高くなる**こともわかっています。

だとすれば、厳しい食事制限をしなければならないのでしょうか。低血糖のリスクの高い強い薬やインスリンの治療はいつまで続ける必要があるのでしょうか。現役並みに元気な高齢者は、現役の人たちと同じレベルの治療をしてもよいと思います。持病の治療のために、厳格な血糖値のコントロールをしなければいけない人もいます。

しかし、体重が減り始めている、筋力の低下が気になる、そんな人たちは、おそらく糖尿病の合併症で具合が悪くなるリスクよりも、肺炎や骨折などで具合が悪くなるリスクのほうが高いはずです。

糖尿病は安全な範囲で治療をしていただく。そして、**それよりも大切なのは、身体機能や認知機能をできるだけいい状態で保つこと、そのためには、「カロリーを細かく気にせず、おいしく楽しくしっかり食べること」。そのほうが、何倍も安全で幸せな人生を送れる**と思います。

通常、血糖値は空腹時100mg／dℓ以下、随時血糖で200mg／dℓくらいを1つのコントロールの目安にしています。

血糖が500mg／dℓをちょいちょい超えるというのはさすがに問題ですが、高齢なら〝多少高め〟は許容範囲と考えていいでしょう。

「高齢者の糖尿病の厳格な治療は、かえって寿命を縮めることもある」ということを、しっかりと肝に銘じておいてください。

高齢者の「糖質制限」は危険が伴う！

「糖質制限をやって5キロもダイエットできたよ。健康にもいいんだから、一緒にやらない？」

お子さんから、こんなお誘いを受けたとしましょう。

しかし、これは絶対にやってはいけないパターン。

高齢者にとって、健康のためにいちばん大切なのは「体重を減らさないこと」です。

もちろん、若い人や中高年の、特にメタボの方には大きな意味があります。

ごはんやパン、麺類、甘いものなどの糖質を制限して少なくすると、血糖の元となるブドウ糖の摂取量が減るわけですから、血糖値は上がりにくくなります。余剰な糖質は中性脂肪として蓄えられますが、カロリーとともに糖質を制限すると、逆に体内の中性脂肪がエネルギー源として分解されやすくなります。すると、血液中の中性脂肪や、内臓脂肪や皮下脂肪が落ちて、体重が減っていくようになります。

高齢者は糖質制限だけに限らず、ダイエットはみんなNG。

「ムダ肉を落として、スマートで若々しくいたい」そう思う人もいるかもしれません。

しかし、ダイエットで体脂肪を減らすつもりが、気が付いたら筋肉が落ちていた……糖質制限であっても、こんなケースが大半です。

必要なカロリーが不足すると、私たちの身体は脂肪ではなく、筋肉から分解します。身体は栄養が足りないと判断すると、貯蓄したエネルギー（体脂肪）を守ろうとします。そのためには、エネルギーを大量に消費する筋肉を減らすのがいちばんてっとり早い。

だから**ダイエットで食事制限をすると、筋肉から分解されていく**のです。しっかり栄養計算して、毎日たんぱく質をしっかり摂りながらジムでトレーニングでもしないかぎり、かっこよくやせることはできません。

下手なダイエットで筋肉を落とすと、元気に過ごせる時間が短くなってしまう危険があります。

高齢期になったら少しずつ体重を増やしてもいい、ちょっとがっちり・ぽっちゃりしているくらいが一番死亡のリスクの低い安全な体型なのです。

さらにこれは、高齢の糖尿病の人にも言えること。

前の項目でも述べたように、**高齢の糖尿病の人は、「カロリーを制限して血糖値を低くすること」よりも「上手にしっかりカロリーを摂って体重を守ること・増やすこと」を優先するべきです。**

糖尿病の人の糖質に対する耐性は人によってさまざまですが、摂取カロリーが不足している人は、まずは必要量までしっかり食べること、血糖値が上昇しやすい人は、糖質以外のエネルギー源も上手に活用しながら、体重の確保に努めるべきです。

ただし、糖質ばかり摂りすぎると、血糖が上昇するだけで栄養としては利用できない……ということが起こります。そこで大切にしてほしいのが「たんぱく質の確保」です。

繰り返しになりますが、**高齢者にとって筋肉量が落ちてしまうのは、死活問題。**カロリー同様、筋肉が落ちると人間はどんどん体を動かせない状況へと追い込まれていってしまいます。

筋肉を守るためには運動がとても大切なのですが、十分に運動ができない人でも、たんぱく質をしっかりと摂取することで、筋肉の減少を抑制できることがわかっています。もちろん、運動を組み合わせれば筋肉を増やすこともできます。

ですから、身体の衰えが気になる人ほど、肉や魚、卵、乳製品、大豆類などを毎日しっかりと食べていただきたいのです。

くわしくはあとの章で述べますが、私は、**高齢者の食事は「1にカロリー、2にたんぱく」を基本スローガンにしていくべき**と考えています。

カロリーとたんぱく質をしっかり摂って、体重を確保し、筋肉を確保していくのが、お年寄りが人生の最終盤で健康を保っていくいちばんの近道なのです。

年をとったら
「体重」と「筋肉」を守ろう！

体重と体力がある
高齢者は…

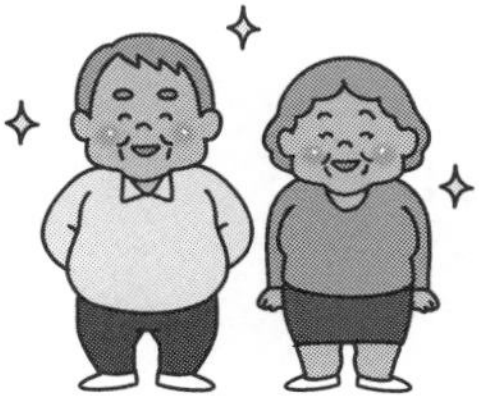

衰弱《フレイル》に勝てる！

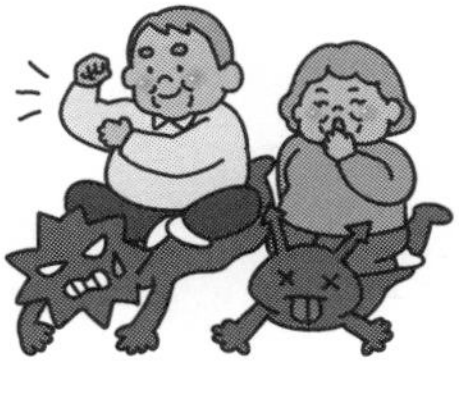

体重と体力のない
高齢者は…

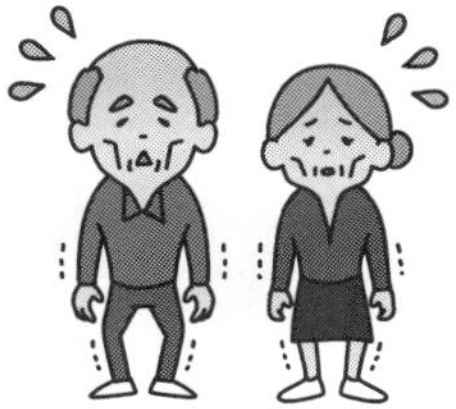

衰弱《フレイル》状態に
陥りやすい…

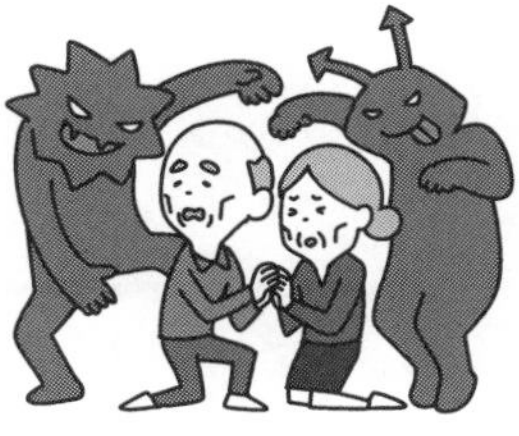

塩分制限よりも「もりもり食べること」を優先！

みなさんの中には、日々の食事で塩分を控えている方々も少なくないでしょう。

「血圧が高めだから、仕方なく薄味にしている」

「本当はみそ汁や梅干し、お新香も食べたいけど、高血圧なので控えている」

といった方も、けっこうたくさんいらっしゃるかもしれません。

しかし、もし高齢になって健康習慣のギアチェンジをするような段階になったなら、そこまで厳格に塩分制限をする必要はありません。むしろ、「薄味でごはんが進まない」というのであれば、おかずの味付けを濃い目にして、しっかりとおいしく食べられることを優先してもいいのではないかと思います。

なぜかと言うと、血圧や血糖値と同じように、**「高齢になってから塩分制限をしても、たいして効果が上がらないから」**です。

これについては、「塩分制限をしてどれくらい死亡リスクが減るか」を年齢世代ごとに調べた研究レポートがあります。

この研究によると、若い世代であれば塩分制限によってかなり死亡リスクが下がるものの、その効果は年齢が上がるとともに段階的に薄れていき、**75〜84歳に**

高齢者に塩分制限は必要？

〈各世代の塩分制限と死亡リスクの関係〉

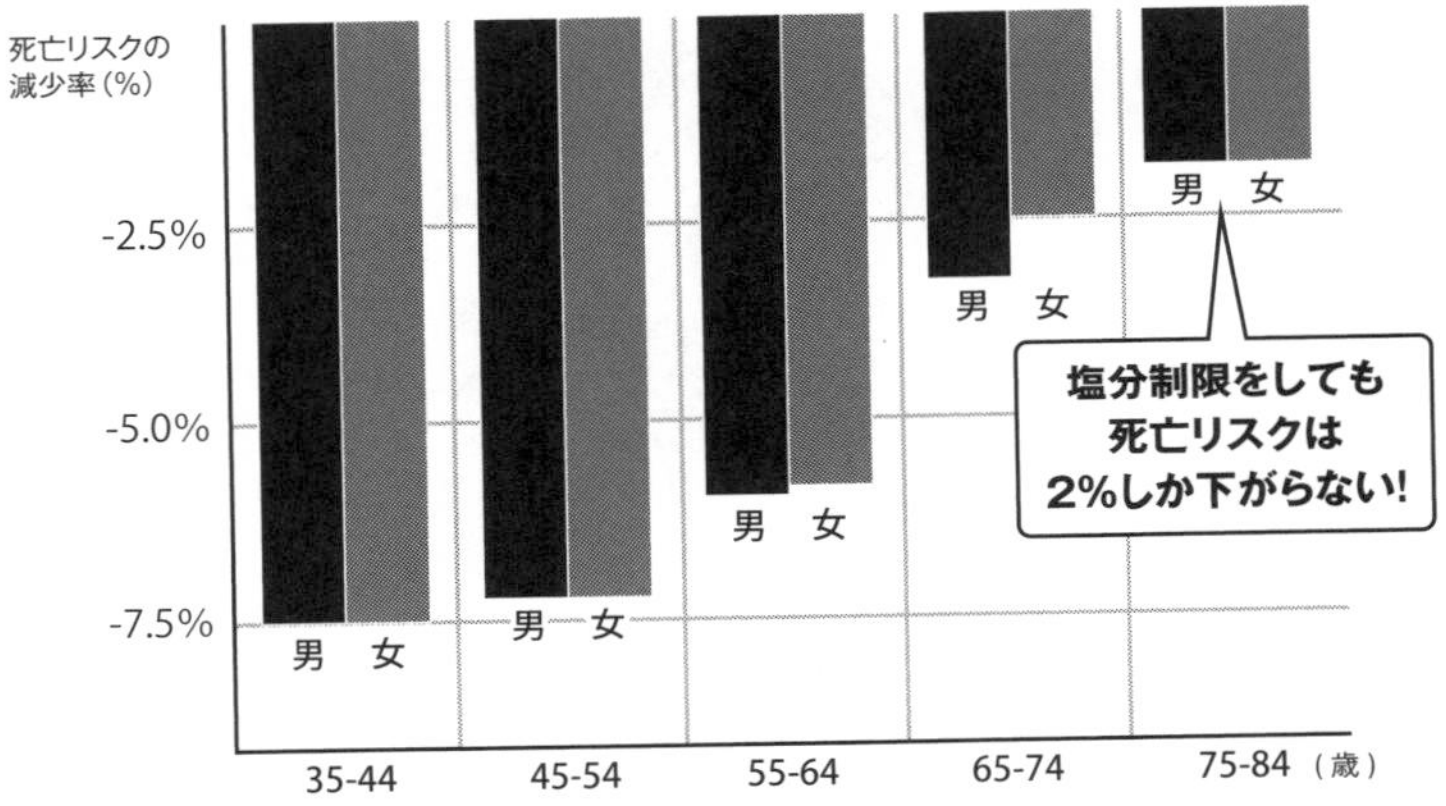

出典：Kirsten Bibbins-Domingo,et.Al.:Projected Effect of Dietary Salt Reductions on Future Cardiovascular Disease.N Engl J Med 362:590-599,2010.

なると、「たった2%しか死亡リスクが下がらなくなる」ことがわかりました。

「2%」というと、「50人に1人」だったリスクが「51人に1人」になる程度。

つまり、それくらい「わずか」な確率を下げるために塩分を控える必要が果たしてあるのかどうか。「こんなわずかな効果しか上がらないんだったら、別に塩分制限なんかやらなくたっていいじゃないか」という考えがあってもいいかもしれませんね。

もっとも、勘違いしないでほしいの

ですが、これは決して「塩分を多く摂ってください」ということではありません。高齢者にとっても、大量の塩分を摂取することが「あまり健康によろしくない」という点には変わりはないのです。

それに、一部の病気の方々には「厳格な塩分制限」を行なったほうがいい場合もあります。

たとえば、「腎臓病で人工透析を受けている人」「重症のうっ血性心不全の人」「肝硬変で腹水が溜まっている人」などがしっかりと塩分制限を行なったほうがいいケースです。

ただ、このような重度の病気をお持ちでなければ、高齢になって衰えを自覚するようになってきたら、もうそれほど塩分にはこだわらなくてもいい。

特に、「塩分控えめだと味気なくて、いまひとつ食欲が湧かない」「薄味だとあまりごはんが進まない」という場合は、少し味付けを濃い目にしてみてはいかがでしょうか。

これまでも述べてきたように、ギアチェンジ後の高齢者が最優先目標とするべきは「しっかり食べて体重をつけること」。**薄味・少食で食事をガマンするのではなく、少し濃い目の味付けでしっかり食べてください。**

これまで自分をがんじがらめに縛っていた「塩分制限の縄」を解いて、自分の食欲を解放してあげるといいでしょう。

なお、高血圧で医師から塩分制限をすすめられている方もいらっしゃるかもしれません。「1日5g以内」などのかなり厳しい制限を求められるものですよね。きっと、これまでがんばって薄味に慣れようと努力してきた方も多いでしょう。

そういう方々も、ギアチェンジが必要な状況であれば、無理に制限を続ける必要はないと思います。中には、食事の全体量が少ないため、実はそんなに塩分が摂取できていないケースも少なくありません。そんな方が塩分制限をしようとすると、逆に血液中の塩分（ナトリウム）の濃度が低下して、具合が悪くなってしまうこともあります。また、降圧薬としても使われる利尿剤は、尿の量を増やすとともに、たくさんの塩分を同時に排泄《はいせつ》します。このようなケースでも過度の塩分制限には逆に注意が必要です。

塩分制限を解除すると多少血圧が上がるかもしれませんが、先ほど述べた通り、血圧のリスクや死亡のリスクを危ぶんで懸命に塩分制限に取り組んだところで、そのリスクはたった2％しか下がってくれないのです。

塩分制限をしないとむくみが出る人、塩分の影響を受ける心臓や腎臓、肝臓などに持病がある方は、主治医ときちんと相談していただきたいですが、塩分は私たちが健康に生きていくためにも、食事をおいしく楽しむためにも大切な存在です。**これまでは必死に塩分を減らそうと努力してきた方も多いと思いますが、高齢者の場合、特にギアチェンジの必要な方は、もうそこまで塩分を敵視しないでください。**

これからは、少し肩の力を抜いて、塩分と付き合っていくようにしてみてはいかがでしょうか。

腎臓が悪くても、たんぱく制限は必要ない

「腎臓が悪い人は、たんぱく質をあまり摂らないほうがいい」――そんな話を聞いたことがある人も多いでしょう。

実は、腎機能が低下した人に対してたんぱく制限が必要なのかどうかは、世界各国の学会でも意見が分かれていて、いまだ決着がついていません。

ただ、少なくともこれまでは慢性腎臓病などの患者さんに対しては、たんぱく制限をかける食事指導が行なわれるのが一般的でした。

しかし、**近年、高齢で体力が低下してきた腎不全の患者に関しては、「たんぱく制限は必要ない」という結論に落ち着きつつあります。**

その理由は2つあります。

1つは、腎不全の患者にとっては、筋肉の減少が死亡のリスクになること。

2021年10月に発表されたばかりの研究論文では、慢性腎不全の患者は筋肉が減りやすいこと、それにより転倒・骨折、要介護、入院、そして死亡のリスクも高くなることが報告されています。

たんぱく制限は確かに腎機能の低下を遅らせる効果があります。しかし、**過度のたんぱく制限は筋肉を減少させ、死亡のリスクを高めてしまう。**

特に高齢者の場合、そうでなくても筋肉を失いやすい状態にあります。腎臓を守れても、命が守れなければ、なんのためにたんぱく制限しているのかわかりませんね。

もう1つは、**高齢者の多くは、もともと十分なたんぱく質が摂取できていない**ということ。

一般的に腎不全のたんぱく制限というのは、体重1キロあたり0．8グラム前後が1つの目安です。体重50キロの人なら40グラム。これを食品に換算すると牛肉なら240グラム、牛乳なら1．2リットル、卵なら6個半分、豆腐なら800グラム。かなりの量だということがおわかりいただけると思います。

むしろ、これまでよりもしっかりたんぱく質を摂取しなければいけない人もいるはずです。

たんぱく制限で筋肉が減ると……

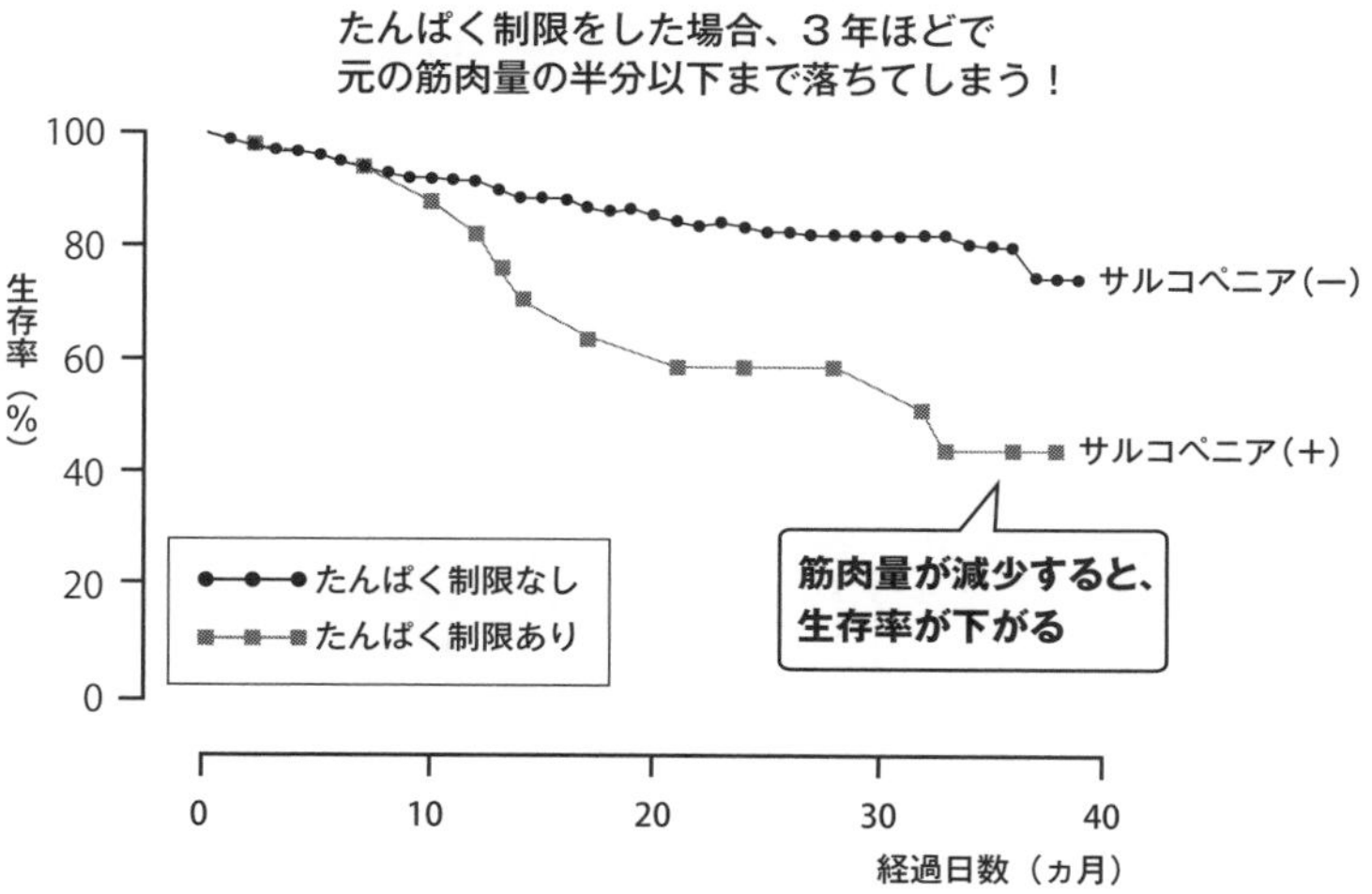

出典：Raíssa A Pereira,et.Al.:Sarcopenia in chronic kidney disease on conservative therapy:prevalence and association with mortality.Nephrol Dial Transplant 30 (10):1718-1725,2015.

このような状況を受けて、日本でも2019年に日本腎臓学会が提言を発表しました。それは「サルコペニア・フレイルを合併した（筋肉量や筋力が低下した）高齢の慢性腎不全患者には、必ずしもたんぱく制限をかけなくてもよい」というものです。

「病状が安定していれば、たんぱく制限をかけなくても腎機能が急激に低下することはないし、むしろ逆にたんぱく制限をかけることによりサルコペニアが進行し、日常生活に支障が出ること、死亡リスクが高くなることにも留意が必要である」と呼びかけたのです。

もちろん、病状が不安定な場合（急激に腎機能が低下している場合など）や、ネフローゼ症候群（たんぱく尿がたくさん出ている状態）では、治療のためにたんぱく制限が必要になります。

しかし、それ以外のほとんどの場合は**「高齢になって衰えが見えてきたら、筋肉量を減らさないようにたんぱく質も摂ったほうがいいですよ」**ということ。

腎臓に不安や不調を抱えた方の中には、ガイドラインの改定を知らないままで、肉や魚の量を減らしてしまっている方もいるかもしれません。

ですが、**腎臓病を含め、病気を抱えた高齢者にすすめる食事ガイドラインの趨勢《すうせい》の波は「とにかくしっかり食べましょう」という方向へと変わってきている**のです。みなさんもその〝波〟に乗り遅れないようにしていきましょう。

体を構成する材料の「コレステロール値」は低いほうが問題

「この前、お医者さんからコレステロール値が高いって指摘されちゃって……だから最近、卵料理とか脂っこい肉料理とかは控えるようにしているんですよ」

——こういう方、非常に多いんです。

みなさんの身近にもコレステロール値を気にしているお年寄りがいらっしゃるかもしれません。

しかし、実は、**高齢の方々はコレステロール値が高くても、そんなに気にすることはありません。むしろ、コレステロール値が低くなるほうが要注意。**

そもそも、卵や肉を食べてもコレステロール値は上がりません。

だから、卵も肉も控えたりなんかしなくてOK。逆にどんどん食べてほしいくらいです。

そもそも、私たち人間はコレステロールがなくては生きていけません。

人の体は60兆個の細胞で作られていますが、コレステロールはその1つひとつの細胞の「細胞膜の材料」となっています。それに、コレステロールは、各種ホルモンや胆汁、ビタミンＤの原料にもなりますし、脳や神経細胞も6割はコレステロールでできています。

つまり、**コレステロールはわたしたち人間の体を構成するのに絶対に欠かせない「材料」**なんですね。

ただ、年をとると、さまざまな体の老化が進み、60兆個の細胞の新陳代謝も衰えてきて、細胞膜を強化したり免疫力を強化したりする必要が出てきます。そうなると、強化や補強のために「材料」が必要ですよね。

そもそも「血中のコレステロール値が高すぎるといけない」と言われるのは、基本的に**血管内のコレステロール蓄積が「動脈硬化を加速させるリスク」となるから。**

しかし、何度もお話ししているように、高齢の方々はすでに動脈硬化が進行してしまっている人がほとんどで、いまから血圧を下げたりコレステロールを下げたりしても、大きな恩恵にあずかれるわけではありません。

もちろん、高くなり過ぎないほうがいいと言えばいいのですが、少なくとも基準値を多少オーバーしたくらいだったら、下げる必要はまったくないと思います。

むしろ、高齢者の場合、コレステロール値で気をつけなくてはならないのは「下がり過ぎ」のほうです。

なぜなら、コレステロール値はその人の栄養状態を表わす指標の1つであり、栄養状態が悪化するとともに値が下がってくるケースが多いから。

実際私は、低栄養や低体重になってコレステロールの値がかなり下がり、衰弱したお年寄りをこれまでたくさん診てきています。

つまり、**高齢者の場合、コレステロール値は「高くならないように気をつける」よりも、「低くならないようにしっかり食べる」ことのほうが何倍も大切なのです。**

コレステロール値は
食事で下がらない。
肉も卵もどんどん
食べたほうがいい

一般の方々に多いコレステロールに関する誤解がもうひとつあります。それは、「食事でコレステロール値を下げようとしている点」です。

はっきり申し上げましょう。

コレステロール値は、食事療法では下がりません。

そもそもコレステロールは、その大部分が体内で作られています。もちろん、食事に含まれるコレステロールも一部は吸収されますが、体内のコレステロールの2~3割を占めるにすぎません。

そして、**食事のコレステロールを制限しても、血液中のコレステロールの値は（多少の個人差はありますが）ほとんど変化なし。**

だから、卵や肉などのコレステロールが多い食べものを減らしても、コレステロール値も下がらないのです。

確かに、「卵や肉の脂身などのコレステロールが高い食べものを控えるほうが健康にいい」とされていた時代もありました。

ただ、それは昔の話。

実際、アメリカでもコレステロールの摂取を制限する食事療法はもうだいぶ前から行なわれていません。

日本ではまだ「ふた昔前の古い知識」を引きずってしまっている方が多いようなのですが、コレステロールの多い食材は、高たんぱくでもあります。

コレステロールを避けようとすると、たんぱく質が不足してしまう危険もあります。


むしろ高齢者は、カロリーやたんぱくをしっかり摂取するために、こうした食べものを積極的に摂るようにしていくべきです。

とりわけ、**卵は高カロリー&高たんぱくで、高齢者にはたいへんおすすめの食品**。卵1個にはたんぱく質が6～7gも含まれていて、しかも、そのたんぱく質がたいへん良質です。

人の体に不可欠な必須アミノ酸の含有量を数値化したものを「アミノ酸スコア」と呼ぶのですが、卵はこのスコアが100近くあることが知られています。食物繊維とビタミンC以外の栄養素をすべて含んでおり、その栄養価の高さから「完全栄養食品」と呼ばれるほど理想的な食材で、さらに値段も安くて経済的です。

お年寄りの栄養摂取に、これほど最適な食品はそうないのではないでしょうか。

年をとったら、1日に1~2個は卵を食べるようにしてみてください。

コレステロールは薬で無理に下げなくてＯＫ

ところで、コレステロール値が高い方の中には、高脂血症治療薬を服用されている方も少なくないと思います。確かに悪玉コレステロール（ＬＤＬコレステロール）が高い状態、あるいは善玉コレステロール（ＨＤＬコレステロール）が足りない状態は、高血圧や糖尿病と同じく、動脈硬化のリスクです。これを長年放置すれば、心臓や脳の血管に悪影響を及ぼします。

しかし先ほど述べた通り、コレステロールは身体の材料の1つでもあります。特に身体が弱ってきた高齢者の場合、コレステロールは薬を使ってでも下げたほうがよいのでしょうか。

プラバスタチンという薬でコレステロールの治療をした人と、しなかった人を比べた研究によると、75歳以上の後期高齢者は、治療をすることで心臓の病気が悪化するのを1年遅らせることができたということが明らかになっています。

「それなら、治療をしたほうがいいんじゃないの？」と思うかもしれません。しかし実は、**プラバスタチンで治療をした人は、治療をしなかった人と比べて、な**

んと全死亡率が高くなったということも同時にわかっています。
心臓に大きな問題のない人は、もしかすると、飲まないほうがいい、と言ってもいいのかもしれません。

先ほど、コレステロールの大部分は体内で作られると書きましたが、このプラバスタチンに代表される「スタチン」というグループの薬は、体内（主に肝臓）でのコレステロールの合成を強力にブロックすることで、確実に血中のコレステロールの濃度を低下させます。言わば、肝臓内のコレステロール製造工場ラインにストップをかける薬。ただ、この製造工場のラインを止めてしまうと、**コレステロールだけでなく、体のエネルギー代謝を助ける補酵素などの製造もストップしてしまいます。**

そして、この補酵素が不足してくると筋肉内のエネルギー代謝がうまくいかなくなり、筋肉痛、肩こり、こむら返りなどの副作用が出やすくなります。

実際、私が訪問診療で診てきた高脂血症の患者さんにもこうした筋肉系の悩みを訴える方が多く、その中には、「スタチンの服用をストップしたら、筋肉痛や肩こりなどの症状がラクになった」というケースも少なからずあります。

当然、こうした副作用が運動機能低下や寝たきりを招く可能性もあります。

高齢の方がもしコレステロール低下薬の服用をすすめられたなら、薬を飲むメリットとデメリットをよく見極め、慎重に判断すべきです。

きっとみなさんの中には、こうした事実を知らないいまま、「健康にいいと思って」卵や肉を控えたり薬を飲んだりしてきた方も少なくないでしょう。

しかし、そうやって日々「よかれと思って」続けてきたことが、逆に健康にマイナスに働いていたという可能性もあるわけです。

高齢になったら、コレステロール値は多少高くても気にしないのがいちばん。

極端な異常値や心臓の持病でもないかぎりは「下げよう」なんて思わないほうがよいのです。

病気を持つ高齢者は、若者よりも多く食べるべき

「たいして出歩かないし、運動量も少ないから、あまり食べなくてもいい」
「高齢になれば、基礎代謝が落ちてたいしてエネルギーを使わなくなるから、食べる量は少なくてもいい」

みなさんは、無意識のうちにそんな考えを持ってしまってはいないでしょうか?

しかし、これはとんでもない誤解です。

高齢者は年々年を重ねるごとに食事量を増やし、むしろ、若者より多めに食べて、しっかりエネルギーを確保していかなくてはならないのです。

いったい、なぜなのでしょう?

そもそも、1日に必要なカロリー(エネルギー)は、その人の「基礎代謝+運動代謝」によって算出されます。

基礎代謝は、心臓を動かしたり汗をかいたり呼吸を続けたりといった、24時間体を維持するために必要なカロリーです。

一方、運動代謝は、散歩をしたり仕事をしたり運動をしたりといったように、1日に体を動かすのに必要なカロリーとなります。通常、基礎代謝は高齢になると、若いときに比べてかなり低くなります。

また、運動代謝も、高齢になるとだいぶ低くなります。では、高齢者は、基礎代謝や運動代謝が落ちるのにもかかわらず、どうして多くのカロリーが必要なのでしょう。

その理由は、**高齢者の場合、基礎代謝に「障害係数」をかけ算しないといけないから**です。

障害係数とは、簡単に言えば「病気や炎症などによって消耗されているエネルギー」のこと。

年をとればたいていの人はいくつもの病気を抱えているものですが、そのため、知らないうちにけっこうなカロリーを消費してしまっているのです。

がん患者がちゃんと食べていてもやせていくのは、「がん」がエネルギーをどんどん消費しているから。要するに、病気やそれに伴う炎症によって、エネルギーを消耗しているのです。

だから、**病気がある場合、その分よけいに食べてカロリーを確保していかなく**

てはいけません。

そして、この「病気によって消耗するカロリー」が、けっこうバカにならない量なのです。

たとえば、いちばんわかりやすい例が「発熱」。

風邪をひいて36・5度から38・5度に熱が上がったとしましょう。体温を1度上げるのに必要なカロリーは約200kcal。2度で400kcalです。つまりこれは、400kcalを熱に取られてしまっているということであり、この場合、400kcal分をよけいに食べて、取られた分を取り戻さなくてはなりません。

お年寄りはよく熱を出すものですが、そんなときにこそよけいに食べてカロリーをつけていく必要があるということ。

「食欲がないから、おかゆでいい」なんて言っていてはダメで、熱に取られた分たくさん食べて、体力を取り戻すような方向へ考え方を変えなくてはならないわけです。

さらに、病気の例を挙げると、たとえば、**慢性心不全や慢性腎不全、肝硬変な**

どの病気があると基礎代謝が2〜3割高くなることがわかっています。カロリーにすると1日300kcal前後でしょうか。

また、**たばこの吸い過ぎなどで起こる肺気腫の場合、基礎代謝がなんと1・5倍から2倍になる**こともあります。普通の人よりも1000kcalくらい余計にとらないと体重が維持できない、という人もいるのです。

実際、呼吸機能が低下して酸素を吸っている人はガリガリにやせている人がほとんどですが、それはやせる病気だからではなく、食べている以上にたくさんのエネルギーを消耗しているからなのです。

このように、**病気を抱えている人は、本当は病気の分だけよけいに食べなくてはなりません。**

もし、病気を2つも3つも抱えているのなら、その2つ3つの病気の消耗エネルギーをカバーできるように、よりたくさんのカロリーを摂っていかなくてはならないのです。

ところが、日本の病院や介護施設では、病気によるエネルギーの消耗に配慮されていない食事が出されることも少なくありません。

みなさん、入院したときなどに出される「病院食」を想像してみてください。食べやすい固さや大きさに調整してくれてはいますが、カロリーは必要最小限、塩分も少なめ、決して多い量ではないものの、おいしく完食できる人は少ないと思います。栄養の処方をするのは医師の仕事ですが、栄養学をきちんと学んだ医師は多くはありません。

病院によっては栄養サポートチームが配置され、必要十分な栄養が提供されるところもありますが、予算の制限もあり、どの病院も苦労をしているのが実情です。

入院するとやせてしまう高齢者が多い背景には、先述したリロケーションダメージなどの原因もありますが、病院食の栄養不足、おいしさ不足も原因の1つだと思います。

目立った病気が
なくても
年をとったら
「よけいに」食べる

もう1つ付け加えておくと、**高齢者は特に病気を持っていなくても、普段からたくさんカロリーを摂るよう心がけなくてはなりません。**

それは、老化に伴い、体内各所で小さな炎症が起こっている可能性が高いからです。

また、病気と診断されていなくても、高齢者の身体はいたるところで、さまざまな機能が下り坂となっているもの。**若いころと同じように臓器を動かすにも、筋肉を動かすにも、余計にエネルギーが必要になります。**

だから、高齢の方々は、余計に消費されるカロリーを、食事からしっかりと摂って、埋め合わせをしていかなくていく必要があります。

また、先にも述べた通り、入院などの大きなストレスが身体にかかると、特に低栄養の高齢者は死亡のリスクが高くなります。入院が必要なほどの病気は、強い炎症でたくさんのエネルギーを消耗します。また、病状が安定するまで、食事が止められ、点滴だけで過ごさなければならないかもしれません。

何かが起こったときに命を守るために、心身の機能を失うことなく元気に退院してくるために、そもそも何かが起こらないようにするためにも、**日頃からしっかり食べて予備のエネルギーを備蓄しておく**。そういう考え方が大切です。

なぜ高齢になるほど多くのカロリーを摂らなくてはならないか、理由がおわかりいただけたでしょうか。

私は**高齢者の場合は、若い人よりも多く食べるくらいでちょうどいい**と考えています。

つまり、これからは「年だから、食事は少しでいい」なんていう古めかしい考えを180度くつがえし、「高齢者こそ若者以上に食べなきゃならない」という方向へと大方針転換を果たすべきなのです。

では、これからの高齢者は、具体的にどのような食事をどれくらい摂っていくべきなのか。次のパート3でじっくり紹介していくことにしましょう。

「年だから……」と少食にならず
「年だからこそ」たくさん食べよう！

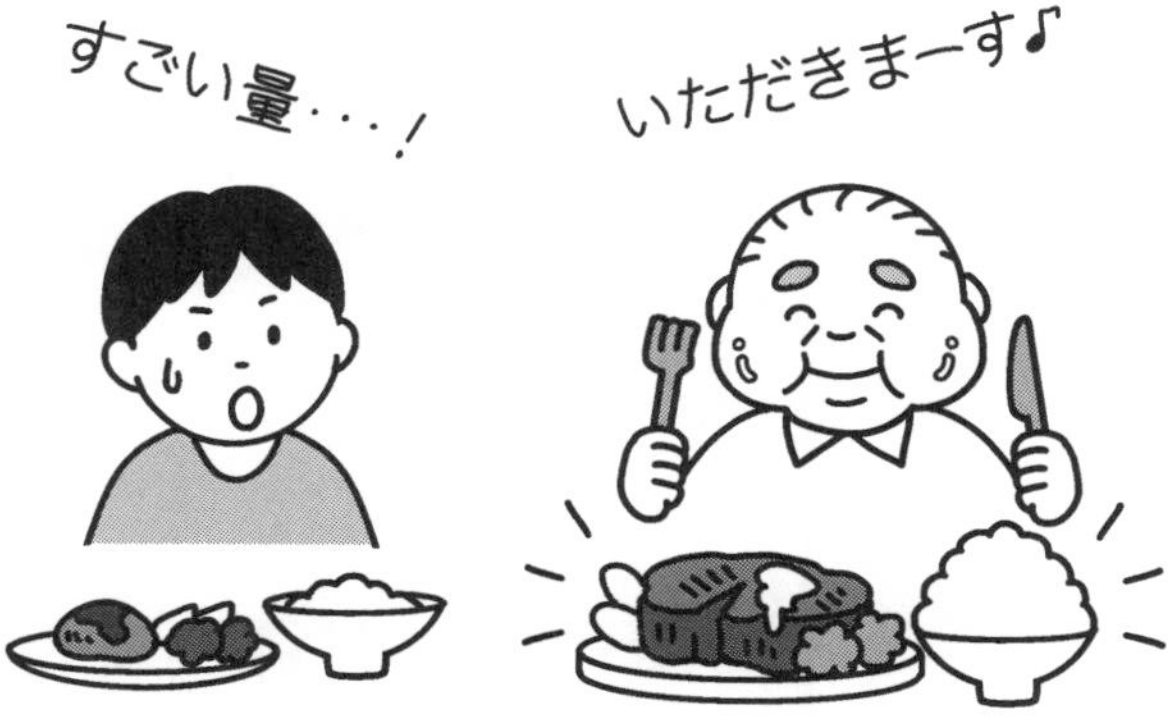

「命を守るため」にしっかり食べて、
日頃から体重をたくわえておくことが重要。

パート

3

しっかり食べて健康になる！シニア版「最強の食事術」

「1にカロリー、
2にたんぱく」を
合言葉に、
とにかくしっかり
食べなさい！

高齢者が人生のラストステージをより幸せに生きていくには、どんなものをどんなふうに食べていけばいいのか。この章では、そのためのノウハウを具体的に述べていくことにしましょう。

まずは「食の基本姿勢」についてです。

先にもちょっとだけ触れましたが、**高齢者の食の基本は「1にカロリー、2にたんぱく」**です。これを合言葉に、**毎食、おいしく、しっかりと食べること。**守るべきことは、ほとんどこれに尽きます。

まず、**最優先に確保するべきは「カロリー」。カロリーは私たち人間が生きていくために必要な「熱量」です。**

この熱量が足りていないと、私たちの体は自身の筋肉のたんぱく質を分解してエネルギーをまかなうため、それによって筋肉が減り、体重が減っていってしまうようになります。

つまり、日々の食事で十分なカロリーが摂れていないことが、低栄養や低体重を招き、高齢者の衰えを加速させるいちばんの原因となるわけですね。

「十分なカロリー摂取」は、人間として生きていくために欠かせない基礎であり、高齢者が自分の人生のラストをよりよいものにしていくために欠かせない条件だと思ってください。

そして、**カロリーの次に確保しなくてはならないのが「たんぱく質」です。**

みなさんご存じのように、たんぱく質は筋肉をはじめ、身体をつくる原料です。人間は高齢になると、このたんぱく質という原料をコンスタントに摂っていないと筋肉量を守ることができなくなってきます。

また、先にも述べたように、筋量低下が加速してサルコペニアになると、転倒骨折のリスクや誤嚥性肺炎のリスクがぐんと高まってしまいます。衰えが目立ち始めた高齢者にとっては、骨折をしてしまうのは「動く機能」を失うようなものであり、誤嚥を繰り返すようになるのは「食べる機能」を失うようなものだと言ってもいいでしょう。

すなわち、たんぱく質をしっかり摂って筋肉を守っていくことは、高齢者にとっては「動く機能」や「食べる機能」を守っていくことと同義なんですね。

最後まで思う通りに動き、食べたいものを食べられるように、日々たんぱく質をしっかり摂ることを習慣付けてください。

先日99歳でお亡くなりになった瀬戸内寂聴さんは、500kcalものボリューミーな朝ごはんを日課にし、お肉とお酒が大好きで、3日と空けず牛肉のステーキを食べていたとか。

最期まで肌もツヤツヤで、パワフルに活躍されていましたよね。

このように、**カロリーとたんぱく質は、高齢者が日々の食事で〝何がなんでも死守していかなくてはならないもの〟**なのです。

この2つさえちゃんとクリアしていれば、ビタミンとかミネラルとか、ほかの細かい栄養素は、実はそんなに気にかけなくても大丈夫。

しっかりと食事をしていれば、よっぽど偏った食べ方をしないかぎり、こういった栄養素はカバーされることが多く、**人生のラストまで生き抜くための体のベースはだいたい整う**と考えていいでしょう。

「マクドナルド」「吉野家」は理想的な食事

みなさんは、カロリーが高い食事というと、どんなものが思い浮かびますか？

おそらく、「こってりしたもの」「揚げもの」「肉が多いもの」「甘いスイーツ」などが思い浮かぶかもしれませんね。

そのような食べものは、実際にけっこうカロリーが高いものです。だから、そのような「イメージ通り」の食べものや料理をうまく活用すると、必要なカロリーが無理なく摂れると思います。

特に身体の衰えが目立ち始めた高齢者は、**「野菜たっぷりよりも、お肉たっぷり」「ごはんだけではなく、おかずをしっかりと食べる」「脂ものもなるべく避けない」**ことをおすすめします。

特に、脂質は1gで9kcalもあり、エネルギー源としては糖質やたんぱく質よりもずっと高濃度。「量がたくさん食べられない」という高齢の方は、なるべく脂質が多く含まれていそうなものを上手に摂ることをおすすめします。

また、たんぱく質を多く摂るためには、肉や魚、卵、大豆や乳製品などがなるべくたっぷり使われたものを選ぶようにするべき。

また、動物性たんぱくの食材は、実は脂質も多く含まれていることが多いので、たんぱく質をしっかり摂っていれば、カロリー不足を心配し過ぎる必要はあまりないかもしれません。

それではここで、私が「高カロリー&高たんぱく」を基準にして選んだ「高齢者におすすめのフード」をいくつかご紹介しましょう。

1. ハンバーガー

たとえばマクドナルドを例に挙げると、ベーコンエッグバーガーは1個で390kcal。たんぱく質も23g含まれています。こうしたハンバーガーにマックフライポテトとコーラをつければ軽く1000kcalくらい摂れることになります。

手軽に効率よくカロリーとたんぱく質を摂れるという点ではたいへん優秀。子どもや若者に人気のファストフードですが、高齢者も利用しない手はありません。

2. 牛丼

吉野家の場合、牛丼の並盛りに生卵をつけるとトータル760kcal。たんぱく質も28g摂れることになります。カロリーもたんぱく質も一食分としては十分です。価格もリーズナブルですし、ぜひ高齢者も積極利用したいもの。

3. 宅配ピザ

Mサイズのピザの1ピースはだいたい160~200kcal。あの三角の一切れでこれだけのカロリーが摂れるのです。3切れも食べれば500~600kcal。もちろん、チーズやベーコン、サラミなどもたくさん載っていて、たんぱく質もしっかり摂ることができます。

4. フライドチキン

ケンタッキーフライドチキンのオリジナルチキンは1個で237kcal。2個食べればこれだけでほぼ500kcalですし、当然、たっぷりのたんぱく質を摂れます。また、ビスケットとフライドポテトのSサイズを組み合わせるとプラス550kcal。少ない量でもかなりの高カロリーになります。

5. 餃子

餃子の王将を例に出すと、ラーメン1杯が470kcalで、たんぱく質20・7g。餃子が1皿6個350kcal。ラーメンと餃子の両方を食べれば、カロリーもたんぱく質もたっぷり摂れて、ほぼ完ぺきではないでしょうか。

ここに取り上げたラインナップは、どれもカロリーが高くて太りやすいものばかり。メタボや生活習慣病が気になる若い世代や中高年世代は、医者から「こういう食べものはなるべく避けてね」ということが言われてきたわけです。

年をとって衰えを自覚しはじめた高齢者にとって、高カロリー・高たんぱくのファストフードは、まさに「健康にいい食事」。

手軽だし、価格もリーズナブル。何よりしっかりとした味付けでおいしく楽しめると思います。

ファストフードをしっかり食べたほうがいいのは、本当は高齢の方々なのです。ぜひみなさんも積極的に利用してみてはいかがでしょうか。

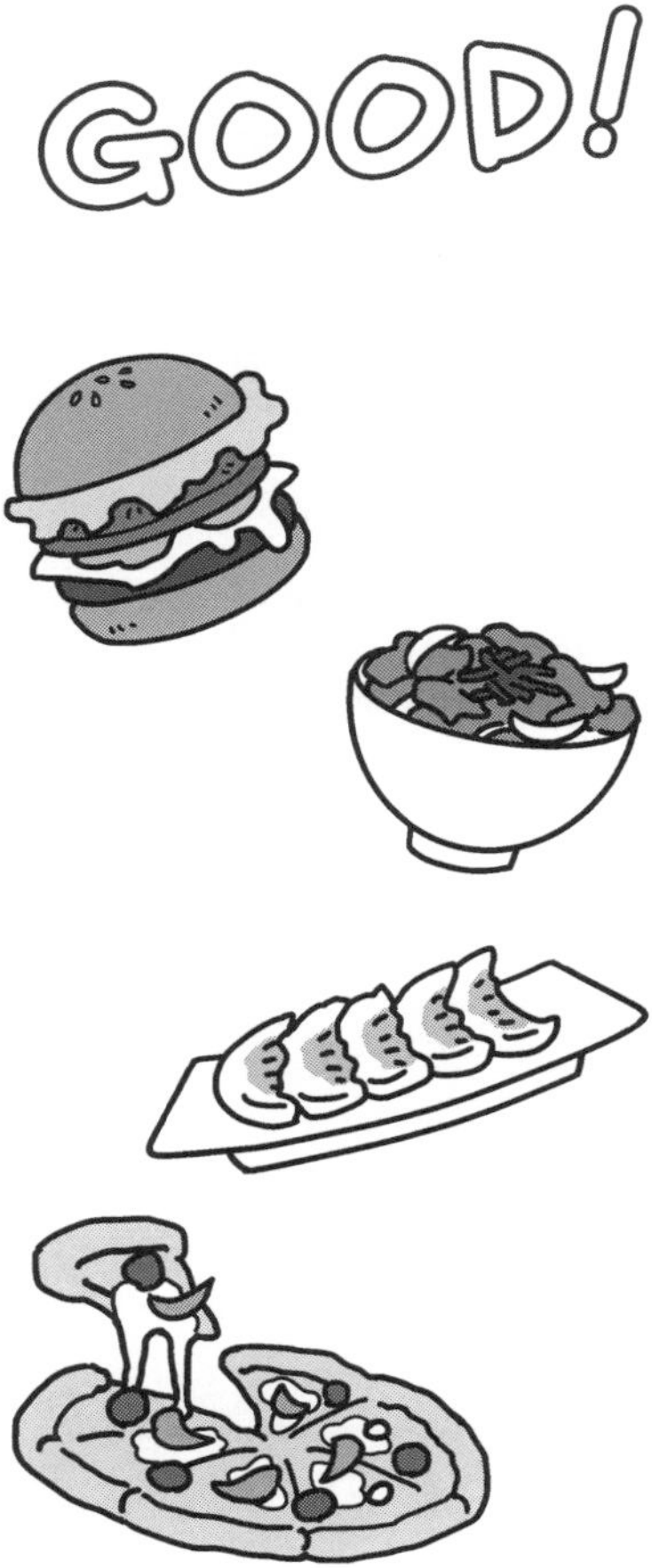

「肉食」は丈夫で
長生き。
年をとったら
肉を食べて！

「年をとってからこそ、肉を食べる」

これは人間が己の人生をよりよくまっとうするために、最も大切にするべき心得かもしれません。

肉は「人間のパワーと活力の源泉」です。肉のたんぱく質には人体に欠かせない必須アミノ酸がすべて含まれていて、肉を食べると、質の優れたたんぱく質を一度にたくさん摂取できることになります。

高齢者の多くは、肉や魚よりもあっさりしたものを好みますが、たんぱく質をしっかり摂ったほうが要介護になりにくいということがわかっています。

また、100歳以上の高齢者のたんぱく質の摂取量を調べた調査があるのですが、**平均的な日本人と比較して、食事に占めるたんぱく質の割合が高く、また「総たんぱく質に占める動物性のたんぱく質の割合が高い」**ということがわかっています。つまり、長生きをしている高齢者は、肉や魚などの動物性たんぱく質をたくさん食べているということなのです。

ですから、**高齢になって衰えを自覚するようになったなら、これまで以上に肉や魚をしっかり食べることをおすすめします。**先述したように、たんぱく質をちゃんと摂って筋肉を守っていくことは、高齢者が「動く機能」や「食べる機能」を守っていくことにつながっていきます。こうした機能を衰えさせないためにも、日々積極的にたんぱく質を摂るようにしましょう。

日本の高齢者には、年を重ねるにつれて肉を敬遠するようになっていくケースが目立ちます。特に肉は胃の中の滞在時間が長いので、消化管の機能が低下すると胃のもたれを感じたり、胃酸が逆流して胸やけを感じたり、おいしく食べようと思っても、ハードルが高いと思う人も少なくないでしょう。

しかし、それくらいのことで肉を遠ざけてしまってはいけません。

もし、脂っこいのが嫌なら脂を落として食べればいいし、こってりとした料理が嫌なのならさっぱりとした料理や味付けで食べればいい。

たとえば、鶏のささ身や胸肉なら脂も少なくさっぱりと食べられますし、牛肉や豚肉でもしゃぶしゃぶなら余分な脂を落としながら食べることができます。脂の少ない赤身の牛肉をサッと焼いておろしポン酢で食べるのもいいでしょう。

お肉を食べやすい小さなサイズに切り、十分に咀嚼してから飲み込めば、消化を助けることもできます。工夫すれば、高齢者でも食べられるものなのです。


以前、登山家の三浦雄一郎さんとビュッフェで食事をご一緒する機会がありました。その際、三浦さんはお皿に肉料理や魚料理を山盛りにして、さらにおかわりしていらっしゃいました。野菜は片隅にほんの少し顔をのぞかせている程度。「やっぱり高齢になっても現役で精力的に活動している人は、肉や魚をしっかり食べているんだなあ」と感心させられたものです。

三浦さんに限らず、高齢になっても肉をたくさん食べている人は、顔はツヤツヤと元気で長生きの人が少なくありません。みなさんも、サラダでおなかをいっぱいにせず、肉や魚、卵などの料理をたくさん食べるようにしてください。

筋合成率が落ちている高齢者は、3食きっちりたんぱくを摂るべき

高齢者にとって肉などのたんぱく質が欠かせないことはおわかりいただけたと思いますが、では、いったいどれくらいの量を摂ればいいのでしょうか。

それには、まず「筋たんぱく合成率」のことを知らなくてはなりません。これは「どれくらいのたんぱく質を摂ると、新しい筋肉がつくられるか」のパーセンテージのことです。

たんぱく質をとると、筋肉を合成する「スイッチ」が入ります。しかし、このスイッチの感度は、年を重ねるごとに衰えていきます。従って、高齢者の場合には、**筋肉を合成するためには一度に多くのたんぱく質をとらなければなりません。**

たんぱく質の摂取量と筋たんぱく質の合成率を調べた研究によると、若者では体重1kg当たり0・24gのたんぱく質で筋肉の合成率が最大になりましたが、高齢者では0・4g必要でした。

筋肉を守るためには、体重が50kgなら1食あたり20g、1日あたり60gはたんぱく質が必要、ということになります。

「年相応の食事」では体重も筋肉も守れない

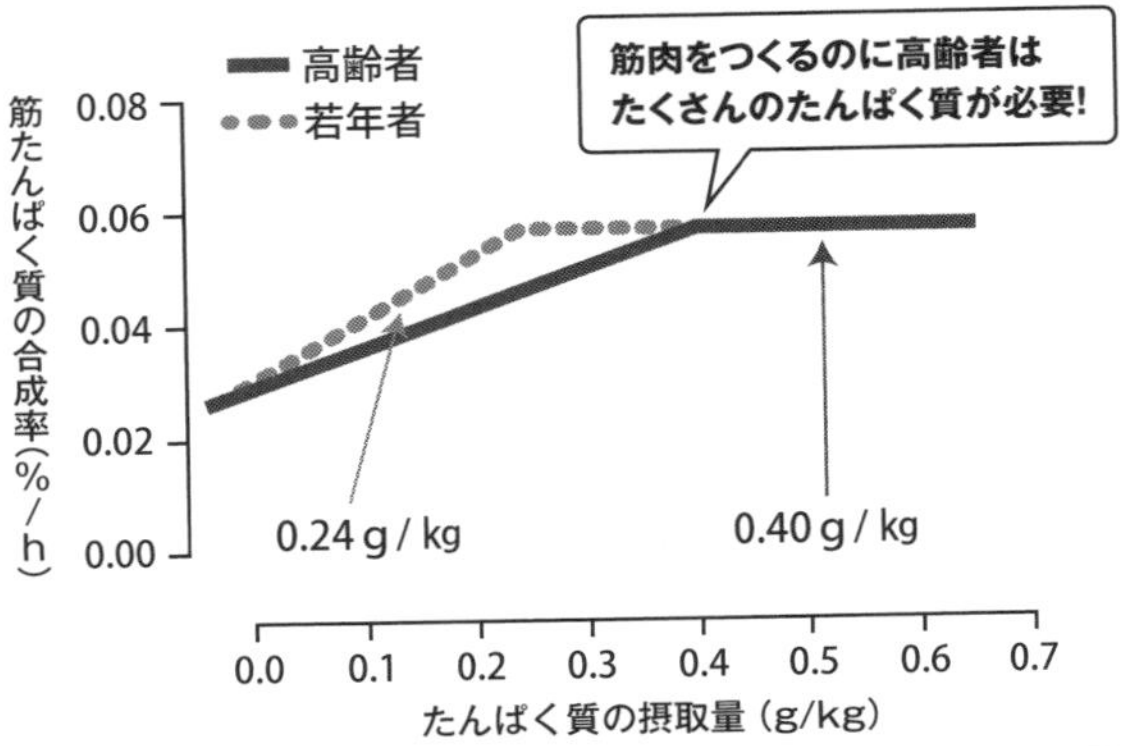

若年者1kgあたり0.24ｇ⇒体重50kgなら12ｇ、体重60kgなら14.4ｇ
（1食あたり必要なたんぱく質）

高齢者1kgあたり0.4ｇ　⇒体重50kgなら20ｇ、体重60kgなら24ｇ
（1食あたり必要なたんぱく質）

出典：Daniel R Moore,et.Al.:Protein ingestion to stimulate myofibrillar protein synthesis requires greater relative protein intakes in healthy older versus younger men.J Gerontol A Biol Sci Med Sci 70(1):57-62,2015.

そして重要なのは「1食あたり」という部分。

筋肉を守るためには、食事のたびに筋合成を刺激し続ける必要があります。そのためには、朝と昼は軽めで夜はしっかりではなく、**3食しっかり食べてほしい、**ということなのです。朝食は軽め、という方も多いと思いますが、たとえば「納豆とご飯とみそ汁」のような食事だと、たんぱく質は10g程度しか摂れません。しかし、卵を1つつけるだけでもプラス6g。お豆腐を一切れつければ20gを超えます。

1日に60g、1食あたり20g。普

段から「たんぱく質を摂ろう」と意識していないと難しいかもしれませんが、ちょっとした工夫でなんとかなるものです。

感覚的な目安としては、1日に「両手山盛りいっぱい」の動物性たんぱくを摂るのを目標にするのがおすすめ。

肉でも魚でも卵やチーズでも構わないので、両手いっぱい山盛りの量を食べるようにするといいでしょう。

市販のプロテインや栄養補助食品を上手に利用するのもよいと思います。

プロテインはかつては運動選手など一部の人のものでしたが、最近はコンビニやスーパーなどでもパックのプロテイン飲料が置かれています。

ほかにも、たんぱく質を強化したヨーグルト機能性食品なども増えています。

そうした食品もうまく利用しながら、日々「少しでも多くのたんぱく質を摂る」ようにしましょう。

サバ缶、卵、チーズ、
オリーブオイル……
あの手この手を使って
カロリー&
たんぱく質をプラス

「1にカロリー、2にたんぱく」を心がけながら日々食生活を送っていても、うまくカロリーやたんぱく質がとれない場面が出てきてしまうかもしれません。そこで、この項目では、そういうときにカロリーやたんぱく質を手軽にプラスできる〝お役立ち食品〟をいくつか紹介しておきましょう。

1．サバ缶

まず、ぜひ幅広く活用していただきたいのが**「サバ缶」**です。

サバ缶は1缶で300～400kcalあり、もちろんたんぱく質たっぷり。なおかつ、この缶詰からは、**DHA（ドコサヘキサエン酸）、EPA（エイコサペンタエン酸）といった健康にいい魚の脂もたっぷり摂ることができますし、カルシウムやビタミンDなどの成分も摂取することができます。**

値段が安く、保存がきき、常備しておけばパカッと開けるだけですぐに利用でき、実にいろんな料理に合わせることができる万能な食品。

「何かあと1品プラスしたいな」とか「もうちょいカロリーとたんぱくを摂って

おきたいな」とかといったシチュエーションのときにも、サバ缶は便利です。

ひとり暮らしで料理をするのがめんどうなときも、缶詰を開けてごはんにかけるだけで、カロリーとたんぱくを確保できることになります。高齢者にとって、これほど幅広く有効に使える手軽な〝お役立ち食品〟はなかなかありません。

ちなみに、最近は「サバ缶が健康にいい」と注目されていて大人気のため、本屋さんに行けばサバ缶を使った料理のレシピ本なども出ています。

もちろん、サバ缶だけでなく、イワシ缶、サンマ缶、サケ缶、ツナ缶などを活用するのもおすすめです。こうした缶詰をうまく味方につけて、少しでも多くのカロリーとたんぱく質を摂れるように工夫していってはいかがでしょう。

2. 卵

次の〝お役立ち食品〟は**「卵」**です。みなさんは「ＴＫＧ」ってなんのことを指すかご存じですか？　これ、「卵かけごはん《ＴＫＧ》」の略なのだそう。
ＴＫＧもそうですが、卵がおすすめなのは、割りさえすれば、いろいろな料理にかけることができる点です。ごはんだけでなく、みそ汁に落としてもいいし、そばやうどんに入れてもいい。これによって、とても手軽にカロリーとたんぱく質をプラスすることができます。

また、ゆで卵として食べてもいいし、卵焼きにしてもいいし、目玉焼きにしてもスクランブルエッグにしてもオムレツにしてもいい。まさに変幻自在でどんな料理にも組み合わせることが可能です。

しかも、**卵はアミノ酸スコアが100であり、たんぱく源として非常に優秀。**コレステロール値が高い人でも、1日1個程度なら、安心して食べてください。

3. チーズ

卵と同じような「ちょい足し感覚」で利用していただきたいのが**「チーズ」**。スーパーに行けば、プロセスチーズ、ナチュラルチーズ、とろけるタイプのものやふりかけるタイプのものなど、とてもたくさんの種類が販売されています。

パン、パスタ、ハンバーグ、グラタン、ドリア、サラダ、肉料理、魚料理などチーズはさまざまな料理にトッピングすることができますし、そのトッピングでカロリーとたんぱくをグッと強化することが可能です。もちろん、おいしさもグッとアップするので使わない手はないでしょう。

なお、**チーズの中でも「カッテージチーズ」は、良質な乳たんぱくの「ホエイ」のかたまりであり、100g中約20gとたんぱく質の割合が多い**ことが知られています。

サラダと組み合わせたり卵料理や肉料理にトッピングしたりして、食卓への登板数を増やしていけば、よりいっそうたんぱく質の効率摂取につながっていくのではないでしょうか。

4. オリーブオイル

それと、カロリーを「ちょい足し」するのに、ぜひ活用していただきたいのが**「オリーブオイル」**です。

オリーブオイルはどんな料理にも迷わずかけるくらいに習慣づけてしまうのが

おすすめ。5㏄ほどサッと一回しかけるだけで、なんと45㎉をプラスすることができます。先にも述べましたが、油は1gで9㎉もあり、少量でもたくさんのカロリーを摂取することができるのです。

しかも、オリーブオイルはオメガ9系の脂であり、これはさっき「サバ缶」のところで述べたオメガ3系の魚の脂（DHA・EPA）とともに、現代人が意識して摂取したほうがいい不飽和脂肪酸です。**オメガ3、オメガ9の脂には体内の炎症を抑えるホルモンを活性化させる働きがあり、これらは高齢者の健康にもたいへん有益**です。

ですから、食卓にオリーブオイルを常備しておいて、どんな料理にもサッとかけてから食べることを推奨します。

サラダやパスタ、トーストはもちろん、肉料理でも魚料理でもなんでも合います。最近はみそ汁にかけたり、炊飯器にオリーブオイルを入れてごはんを炊いたりする人も増えているそうです。

ぜひみなさんも試してみてはいかがでしょう。

スーパーのお惣菜やお弁当は「いかにもカロリーが高そうなもの」をセレクト

高齢になると、1日3食いちいち食事をつくるのがめんどうになることもあります。特にひとり暮らしの場合、自分が食べる分だけのために料理をするのが億劫になってくることが少なくありません。

料理をする手間を省くのは構いませんが、摂取するカロリーやたんぱくの量を減らすのはやめましょう。

いちばん手っとり早いのは、出来合いのお惣菜やお弁当を食べること。

もちろん、外食をしたり出前を取ったりするのでもよいのですが、いちいちお店に出かけたり注文したりするのも手間ですし、外食や出前を頻繁に利用していると経済的にも出費がかさみますよね。その点、スーパーやコンビニでお惣菜やお弁当を買ってしまえば、ラクして気軽に食事を調達できます。

こうしたお惣菜やお弁当をセレクトする場合、**高齢者のみなさんはできるだけカロリーが高くてたんぱく質たっぷりなものを選ぶ**ようにしてください。

お惣菜なら唐揚げやとんかつ、コロッケ、フライ、てんぷらなどの揚げもの、脂をたっぷり使った中華系惣菜などがおすすめ。お弁当なら焼き肉弁当、すき焼き弁当、チンジャオロース弁当など、お肉がドカンと入ったこってり系がおすすめ。

逆に、**「今日はサラダだけでいいや」「今日はおにぎり1個で済ませちゃおう」といったセレクトは避けてください。**

こういった低カロリーで低たんぱくな食事をしていると、体重や筋肉が減少し、身体の衰弱を加速させてしまいます。

「あまり食欲ないから、食べなくていいや」ではなく、「どうしたら、おいしくしっかり食べられるか」を考えてみてください。

なお、**どんなに億劫でも、食事を抜いてしまうのは厳禁**です。これは高齢者がいちばんやってはいけないこと。

たとえ食欲がなくても、食べるべき時間になったらちゃんと食事らしいものを口に入れるようにしましょう。

もし、つくるのもめんどうだし、スーパーに買いものに行くのもめんどうという場合は、買い置きのカップラーメンでもよいのです。毎日でなく「たまの手抜き」で食べる分には、まったく問題ありません。

カップラーメンはけっこうカロリーが高く、高齢者にとっては重宝する食品なのです。とりわけ、カップ焼きそばはかなりの高カロリー食品で、普通サイズでなんと500〜600kcalもあります。

ただ、カップラーメンやカップ焼きそばは、たんぱく質が足りません。

でも、先ほど紹介した**「サバ缶」**でも一緒に食べれば、カロリーもたんぱく質もけっこう理想的な量を摂取できることになります。

あるいは、**カップラーメンとゆで卵を一緒に食べたり、カップ焼きそばに生卵を落として食べたりしてたんぱく質を「ちょい足し」**していくのもいいかもしれません。

ぜひみなさんも、日々適度に「手抜き」をしつつ、高カロリー&高たんぱくの食事を維持していくようにしてはいかがでしょうか。

お菓子やおせんべいの
間食もＯＫ。
おすすめは
「コンビニスイーツ」！

ここで「間食」についても、お話ししておきましょう。

高齢者は「間食」をしてもいいのでしょうか？

答えはイエス。

特に食事量の少ない高齢者の場合、1日3食、白米をしっかり食べるというスタイルよりは、白米は多少控えめでも3食のおかずを多めに食べて、間食やデザートも多めにとるというスタイルのほうが、トータルでしっかりカロリーを摂れると思います。だから、ちょっと小腹が空いたときにはお菓子でもみかんでも、気にせずお好きなものをつまんでください。

若い時期には、スナック菓子などを食べ過ぎて、注意されることもあったかもしれませんが、それはあくまで若いときの話。

高齢になってからは、カロリーが高くて太りやすいのはかえって好都合というもの。だから、ポテトチップス、おせんべい、おかき、かりんとう……好きなものを好きに食べても別に問題ありません。

きっと、お菓子類が好きな方にとっては、なんでも気兼ねなく食べられるのは夢のような状況なのかもしれませんね。

ただ、間食でこういったものを多く食べていると、カロリーは摂れても、たんぱく質は不足しがちになるので、肉や魚、卵、大豆などのたんぱく質は、3度の食事できちんと摂るように留意してください。

おやつと言えば、「甘いもの」に目がない方も多いと思います。**ケーキ、シュークリーム、エクレア、プリン、大福、どらやき、おまんじゅう……こういったスイーツも、高齢者は好きに食べて構いません。**

高齢とはいえ現役並みに元気な人で、血糖値が高めの人はもちろんまだまだ注意が必要ですが、先にも述べたように、**衰えを自覚するようになってきたら、血糖値よりも、しっかり食べて体重を守ることを優先したほうがよい**と思います。

糖尿病で治療中の方は、もちろん血糖コントロールを無視していいというわけではありませんが、低体重の方は、「血糖を上げないために食べない」ではなく、食べたい量に薬やインスリンを合わせていくという考え方もあります。

ちなみに、最近はコンビニのスイーツがたいへん充実してきています。たとえば、プリンひとつをとってもたくさんの種類があり、生クリームが載ったもの、フルーツが載ったもの、高級な材料を使ったものなど、好みに合わせていろいろ選べるようになっています。

もちろん自分の好みにあったものを選択すればよいのですが、食事の量が少なく体重がなかなか増えない。そんな人は、小さくてもカロリーが高めのものをチョイスするとよいでしょう。

あくまで参考ですが、おまんじゅうのような和菓子よりも、ケーキやシュークリームのような洋菓子のほうが、生クリームなどの乳脂肪が含まれている分カロリーが高い傾向があります。ですから、もし迷ったなら、和菓子よりも洋菓子を選ぶほうがいいかもしれません。

おやつは何歳になっても毎日の楽しみ、という方も少なくないと思います。太ってはいけない、という呪縛がなくなったいま、いろんなスイーツを試してみながら、日々の「食べる喜び」を満喫してはいかがでしょうか。

食欲がないときは
おかゆよりも
「チョコレートや
アイスクリーム」を

先にも述べたように、持病や体調不良があると、病気によってエネルギーを消耗するため、より多くのカロリーを摂らなくてはなりません。

「今日はちょっと熱っぽいな」「どうも体調がすぐれないな」といったときほど、がんばってより多くのカロリーを摂取しなくてはならないのです。

そうはいっても、どうしても食欲が湧かないというときはありますよね。いつものように食べられないときは、どうしたらいいのでしょうか。

いちばん避けるべきは食事を抜いてしまうこと。なので、少量でもいいから、食べられそうなものを食べられるだけ食べてください。そして、**できるだけ「少量でもカロリーが高いもの」を口に入れるようにするとよい**でしょう。

私の**おすすめは、チョコレートとアイスクリーム**です。両方とも少量で高いカロリーを確保することができます。板チョコは1枚で約400kcal、半分でも200kcal摂れます。乳脂肪分の多いアイスクリームのミニカップはだいたい260～300kcal。これらを食べれば、そこそこのカロリーを摂れるのです。

特にアイスクリームはすぐに口内で溶けて舌やのどが冷たく感じるので、熱っぽいときでものどに痛みがあるときでも、食べやすいと思います。

また、**スナック系だとかりんとうが少量で高カロリー**。100g食べると約450kcal摂ることができます。食欲がないときでも「甘いものなら食べられそう」という方は、こういった食品を積極的に活用していくといいのではないでしょうか。

甘いものがあまり好きでないなら、**ナッツ類を食べるのもおすすめ**です。アーモンドやピーナッツも10粒で60kcal。カシューナッツ、ピスタチオ、くるみなど、ナッツ類はどれもカロリーが高めです。ちょこちょこつまめば、けっこうなカロリーを摂れることになります。

高齢になったら、どんなに食欲がなくても、こういった「熱」や「力」になりそうなものを少しでも口に放り込んでおくことが重要なのです。

逆に、**実はあまりおすすめできないのが「おかゆ」**です。**おかゆではカロリーが決定的に足りません。**普通に炊いたごはんは一膳約200kcalですが、おかゆだと半分の約100kcalになってしまいます。

先にも述べたように、熱が出て体温が1度上がると、それだけで約200kcalの熱量が消耗されます。2度上がれば約400kcalです。つまり、おかゆの100kcalでは、この熱が上がって消耗した分のカロリーすらまかなえないことになってしまいます。

こんな状態を高齢者が何日も続けていたら、風邪をひいて寝込んでいるうちに、低栄養状態になってしまいかねません。

もちろん、食事が喉を通らないほど具合が悪いときは、水分をとったりおかゆを食べるので精いっぱい……ということもあると思います。ただ、もし食べられるのであれば、**これからは「食欲がない↓おかゆ」という発想を捨て、新たな健康常識として「食欲がない↓チョコレート&アイスクリーム」を身につける**ようにしてみてください。

食品添加物、無農薬、オーガニックにこだわる必要はない！

「インスタント食品や加工食品は、添加物をたくさん使っているものが多いからなるべく食べない」

「体に悪いトランス脂肪酸を使っているから、ファストフードは極力利用しないことにしている」

「残留農薬が健康に悪影響をもたらすと聞いたから、無農薬のオーガニック野菜を取り寄せている」

――みなさんの中には、こういった食へのこだわりを持っている方もいらっしゃるかもしれません。

しかし、私は、高齢になったなら、もう細かいことを気にする必要はないのではないかと思います。

もちろん、若い方々であれば、多少はこうした「食の安全性」を気にかけていく必要もあるでしょう。日々口に入れているものに、長期的に見て健康に悪影響を及ぼす可能性があるのであれば、先々を見据えてなるべく控えておくほうが賢明でしょう。

でも、高齢になってだいぶゴールが見えてきた状態で、食品添加物や無農薬にこだわっても、その影響は微々たるもの。あまり「健康にいい食事」にこだわり過ぎた結果、やせてしまって、最後の数年を病院のベッドで寝たきりで迎えていたら意味がありませんよね。

だったら、食品添加物とか無農薬とかトランス脂肪酸など、もうあまり細かいことはいちいち気にしないで、日々「食べたいものをしっかり食べる」ことに力を注いでいくべきなのではないでしょうか。

先にも述べたように、しっかり食べて体重をつけておけば、骨折や肺炎のリスクを減らし、寝たきりや入院の「リスク」を減らすことができます。

口に入れるものに細かく気を遣うよりも、むしろ、いろいろなものをたくさん食べて、「大きなリスク」を減らすほうに力を入れていくべきなのです。

それに、やれインスタント食品は添加物が多いだの、やれファストフードは脂が心配だのと気にし始めたら、どんどん食品の選択肢の幅が狭まってしまい、口に入れられるものが少なくなってしまいます。

このパートでは、高齢の方の食事として、

「ハンバーガーや牛丼がイチオシ」

「スーパーやコンビニのお惣菜やお弁当も活用すべき」

「カップラーメンやカップ焼きそばもＯＫ」

「スナック菓子やコンビニスイーツもおすすめ」

といったことを述べてきましたが、あまりに細かいことを気にしていたら、こういったものもほとんど食べられません。

高齢者はあまり食べるものに制約や制限をかけず、おおらかな姿勢で日々の食事を楽しんでいくほうがよいのです。

「おいしそうなものや好きなものをたくさん食べる」

そんなシンプルな姿勢こそ、高齢者の食の基本なのかもしれません。

食べるものに
迷ったとき、
選ぶなら「こっち」

高齢になってギアチェンジをしてからは、それまでの「健康常識」が大きく逆転すると、これまでに何度もお話ししてきました。

これまで、頭の中で〝あまり健康によくないよなあ〟と思っていたようなことが、〝これぞ高齢者の健康におすすめなこと〟へと変わってくるのです。

そうなると、食べるものの選び方も変えていかなくてはなりません。

みなさんはこれまで食べるものに迷ったとき、〝こっちのほうが健康によさそうだな〟というものを、なんとなく選んできたのではないかと思います。

スーパーでどれを買おうか選ぶとき、ショッピングセンターでどの店に入ろうかと選ぶとき、店でメニューを広げてどれを注文するかを選ぶとき……。

高齢になってからは、そういうときに「健康のためにどっちを選んだほうがいいか」も、以前とガラッと変わってくるのです。

この項目では、高齢者が食べるものに迷った際、「どっちを選ぶべきか？」の目安をいくつか紹介していきます。

ぜひみなさん、これらを参考にしつつ、「ギアチェンジ後の高齢者」にふさわしい選択をするようにしてください。
そしてそれを「日々しっかり食べる食生活」に役立てていきましょう。

・玄米と白米なら↓「白米」を選ぶ！

玄米は食物繊維が多くて血糖値が上がりにくい……そんな理由でこれまでは玄米を選んできた方も多いと思います。しかし、**高齢者には玄米よりも白米のほうがおすすめ。**玄米は食物繊維が多いため消化するのに時間がかかる、つまり腹持ちがよいのです。玄米を食べると、なかなかおなかが空かないので、次の食事に進めないということもあるかもしれません。また、歯ごたえがあるので、しっかり噛んでゆっくり食べているうちに、それだけでおなかがいっぱいになってしまうことも。

一方の白米は、玄米よりも消化吸収がよく、効率よくエネルギーになります。玄米の味が好きなのであれば、もちろん玄米を選んでいただいてもいいのですが、やっぱり白いお米はおいしいですよね。

・和食と中華料理なら↓「中華料理」を選ぶ！

中華料理は油をふんだんに使っているので、どれもカロリーが高め。さらにお肉や野菜もたっぷりと使われています。それに比べると、和食はあっさりとしていてカロリーが低めの料理が多い。もし外食で「お昼、何を食べようか」と迷ったときなどは、和食系のお店よりも中華料理のお店を選ぶほうがおすすめです。

・しゃぶしゃぶとすき焼きなら↓「すき焼き」を選ぶ！

しゃぶしゃぶだと湯にくぐらせた際に肉の脂が落ち、その分カロリー減となってしまいます。それに比べ、**すき焼きは脂も落ちないし、卵も使うのでたんぱく質も多めに摂れる**ことになります。

また、味が濃くてごはんが進みやすいのもプラスポイントです。

・海鮮丼とかつ丼なら↓「かつ丼」を選ぶ！

丼ものの中で、群を抜いてカロリーが高いのがかつ丼です。

海鮮丼600〜700kcal、親子丼700kcal、天丼700〜800kcalに対し、かつ丼は900kcalもあります。**カロリーだけでなく、お肉に卵も使っているので、もちろんたんぱく質もたっぷり。**高齢者が丼ものを食べるなら、これはもうかつ丼で決まりではないでしょうか。

・マグロとシメサバなら↓「シメサバ」を選ぶ！

お寿司のネタの中では、サバ、ブリ、ハマチなどの脂の多い魚がカロリー高めです。特にシメサバは1貫で135kcalもあります。マグロ、サーモン、イクラなどの人気ネタはだいたい50〜100kcalほど。回転寿司に行ったら、シメサバなど高カロリー系のお皿を中心に攻めるといいのではないでしょうか。

・ペペロンチーノとカルボナーラなら↓「カルボナーラ」を選ぶ！

パスタはボンゴレやペペロンチーノがだいたい500kcal前後。これに対し、カルボナーラは700kcalもあります。

生クリームを使っていてこってり高カロリーのうえ、卵とベーコンを使っていてたんぱく質も多いので、年をとったら積極的にセレクトするといいと思います。

・和菓子と洋菓子なら→「洋菓子」を選ぶ！

先にも触れましたが、お菓子はカロリーの高さで和菓子よりも洋菓子を選ぶほうがおすすめ。おはぎは1個で180kcal。これに対し、ショートケーキは1個で350kcal。カロリーに倍近い差があるのです。

和菓子はほとんど糖質ですが、洋菓子は糖質だけでなく、乳製品や卵のたんぱく質を含んでいることが多いので、その点でもおすすめなのです。

・コーヒーとミルクココアなら→ミルクココアを選ぶ！

食後の飲み物は、コーヒーよりミルクココアにしてはどうでしょう。ブラックコーヒーは1杯6kcalですが、ココアは1杯82kcal。抗酸化作用のあるカカオポリフェノールが含まれているうえミルク入りならたんぱく質も摂れます。

「お寿司」で迷ったら……

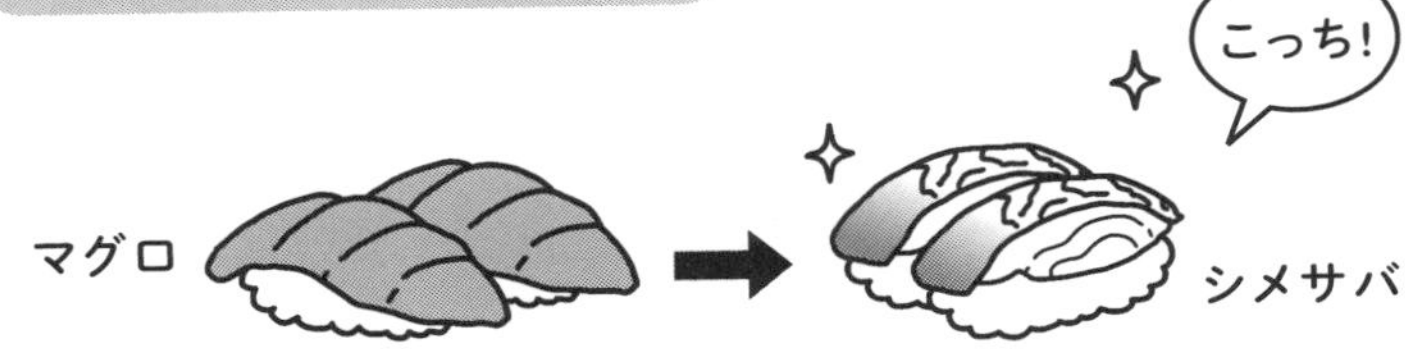

「定食」で迷ったら……

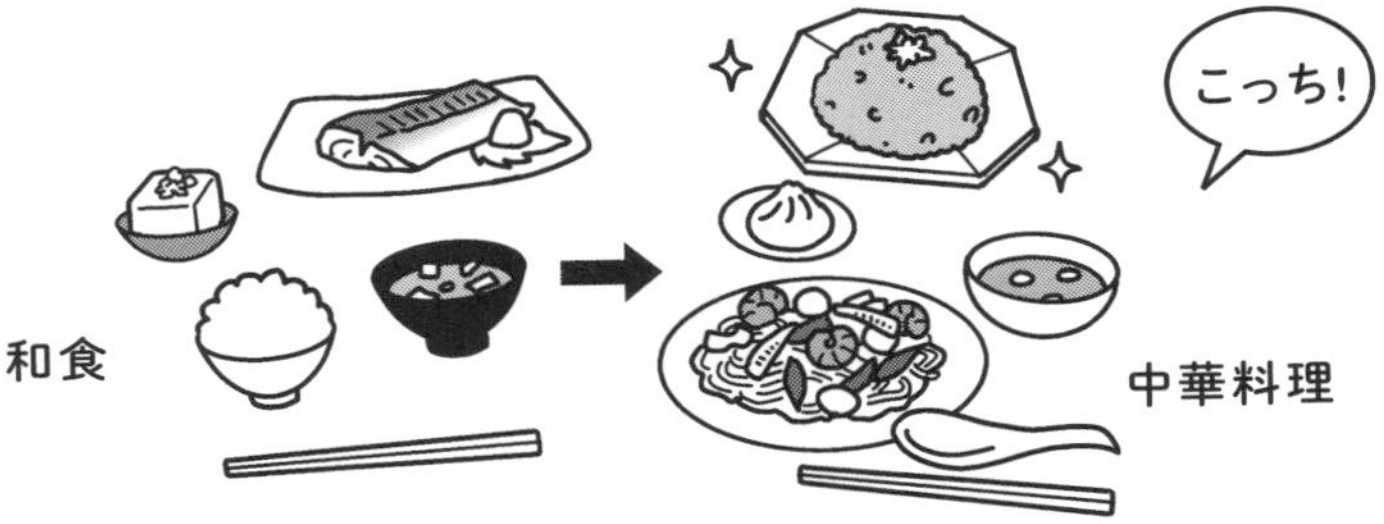

「丼」で迷ったら……

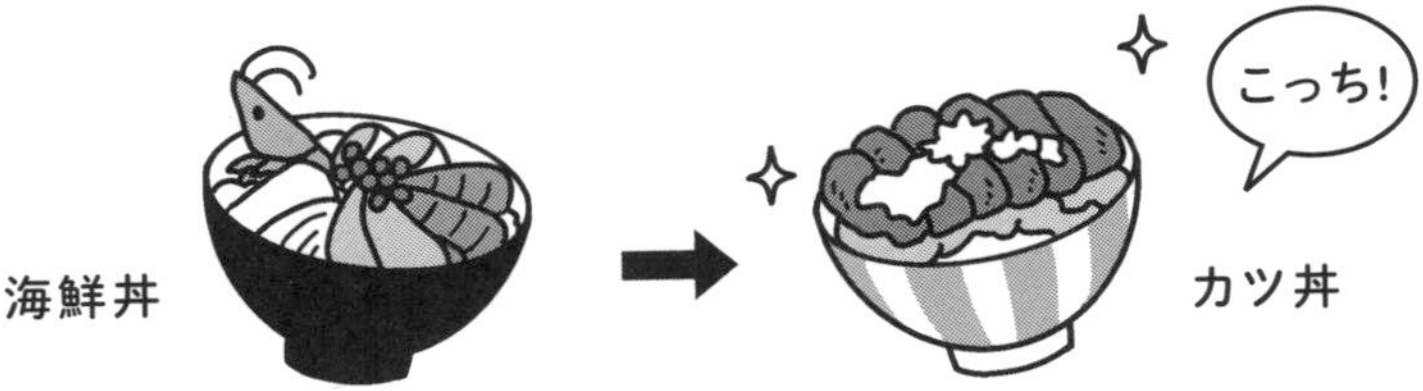

「パスタ」で迷ったら……

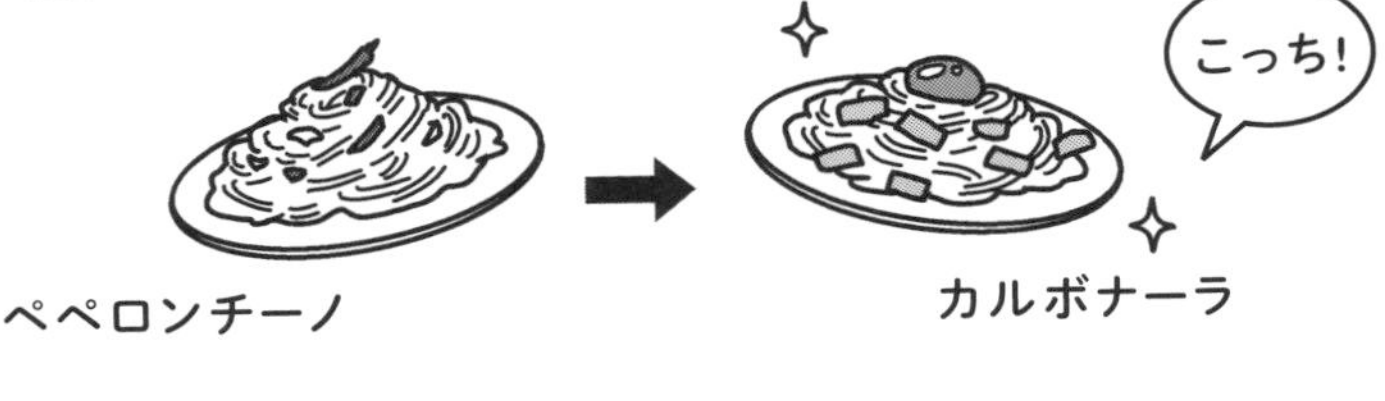

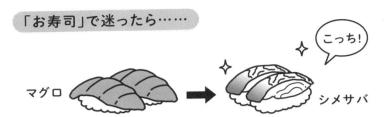

迷ったら「こっち」を選ぼう！

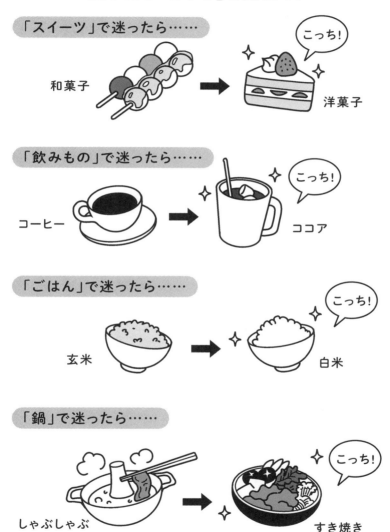

「スイーツ」で迷ったら……

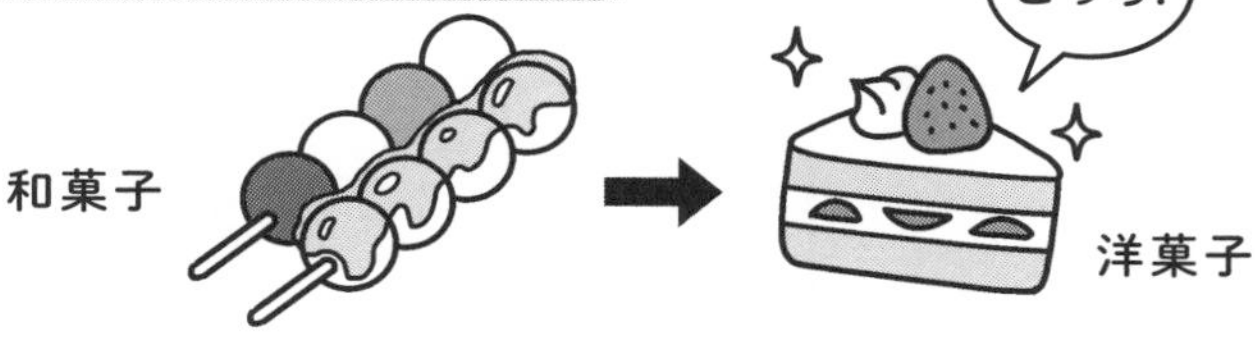

「飲みもの」で迷ったら……

「ごはん」で迷ったら……

「鍋」で迷ったら……

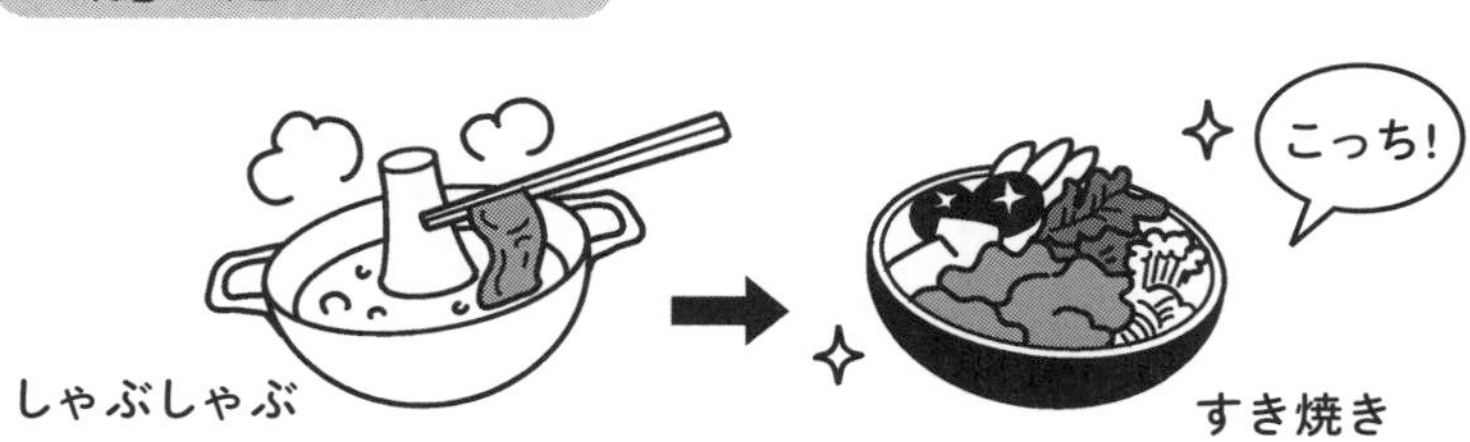

「粗食」や「一汁一菜」
よりも
「ゴージャスな食事」
で人生を豊かに

「年をとったら食事は粗食にするほうがいいんだ」

「高齢になったらもうぜいたくはいらない、食事は一汁一菜で十分だ」

——みなさんのまわりには、そんなことを言っているお年寄りはいませんか？

もし、そういう方がいたら、いまのうちに全力で止めてあげてください。**「粗食」や「一汁一菜」などを習慣にしていたら、じわじわと栄養状態が悪化してやせ細り、早死にの原因をつくってしまうだけです。**


繰り返しになりますが、普段から低カロリーで低たんぱくの食事を続けていると、高齢者の場合あっという間に「低栄養」に陥って筋肉を落としてしまいます。そして、サルコペニアが進んで肺炎や骨折を起こし、病院に入院してさらにやせ衰えてしまう……。

つまり、日頃から「粗食」や「一汁一菜」を習慣にしていると、みすみす悲しい末路へと足を踏み入れてしまうようになるわけです。

「健康にいい食事」は年とともに変化します。

ここまで述べてきたように、**高齢者にとっては、カロリーとたんぱく質をできるだけ食べるのが「健康にいい食事」**です。

だから、これまで「質素な食事」を習慣にしていた人も、高齢になって衰えを自覚するような時期になったなら、「質素な食事」から「ゴージャスな食事」へと全面的な食事の切り替えをしなくてはなりません。

先にも紹介したように、これまでの健康観を「180度」変えるくらいのギアチェンジが必要になるわけです。

ただ、お年寄りの中には、この「切り替え」がうまくできない人もいらっしゃいます。

特に、自分の食のスタイルへのこだわりが強いタイプの方は、「自分のこれまでのやり方」を曲げるのを嫌がって、なかなか切り替えることができないケースが目立ちます。

私がこれまで訪問診療で診てきた患者さんの中にも、「粗食や一汁一菜が体にいいに決まっている！」と、こだわりの強い方がいらっしゃいました。

確かに質素な食事のほうが「健康にいい感じ」はしますね。若い時期はカロリーが少な目の食事をしたほうが、健康で長生きできることもわかっています。

人生60年時代までなら、それでもよかったかもしれません。しかし、いまや「人生100年時代」。

より長く元気に過ごすためには、最適なタイミングで生活をギアチェンジし、食生活も「ゴージャス」に変えていくべきです。

「ゴージャスな食事」といっても、私は別に「お金をかけたぜいたく三昧の食事をしろ」と言っているわけではありません。ここでの「ゴージャス」とは、「何にも縛られずに『食の豊かさ』を存分に楽しむことができる」といった意味合いで使っています。

少し考えてみてください。

「何にも縛られずに食べられる」というのは、ある意味、最高のぜいたくですし、最高にゴージャスだとは思いませんか？

いままではあんなに
「メタボ予備軍なんだからそんなに食べるな」
「血糖値が高いから糖質は控えめにしろ」
「食事の不摂生は寿命を縮めるぞ」
なんて、まわりからあれこれ言われ、いろいろな制約がある中で我慢しながら食事をしてきたのではないでしょうか。

しかし、**高齢で衰えが気になりはじめたら、そういう制約を捨てて、むしろ好きなものを好きなだけ食べていい**のです。

それに私は、もうこの時期になったら、多少のお酒を飲んでも、少しくらいタバコを吸っても構わないと思います（もちろん周囲に迷惑をかけない範囲で、ですが）。カロリーとたんぱく質不足にさえ気をつけていれば、好きなものを食べて、飲んで、気楽な生活を送っていただいてもよいのです。

すなわち、**人生のラストコーナーでは不摂生をしようとも許される**ということ。たぶん、人間の人生において、食べることに関してこれだけ好き放題が許されるのは、この時期をおいてほかにはないのではないでしょうか。

私は、**「不摂生は高齢者の特権」**と思っています。

だから、何にも縛られずに豊かな食事をして、そのぜいたくさやゴージャスさを思い切り楽しんでください。

しっかりと好きなものを食べて、自分の人生のラストステージをよりよい方向へと変えていきましょう。

パート

4

食べられる体、
動ける体を
「運動」で守り抜く！

人間が「いちばん失ってはいけない機能」は何？

みなさんは人間が歳をとって弱っていく、その中で「いちばん失ってはいけないもの」はなんだと思いますか?

私は**「自分らしく生きられること」**だと思います。

そして、**そのために大切なのが「食べること」と「動くこと」**なのです。

私の患者さんの中には、老人ホームのベッドで寝たきりの状態、1日3回、胃ろうのチューブから栄養を投与され、話しかけても意志の疎通ができず、お見舞いに来てくれる人もほとんどいない……そんな方がいます。

この本の最初のほうでも述べましたが、こうなると、この方は「生きている」というよりも「生かされている」と言ったほうがいいのかもしれません。

この方はどのような人生を生きたかったのでしょうか。それを聞くこともできないまま、「食べること」と「動くこと」を奪われ、自分らしく生きようとする力が尽き、そして〝自発的な生命活動〟を縮小させてしまったように見えます。

しかし中には、口から食べられずにいたお年寄りが嚥下トレーニングを行なって再び食べられるようになったり、ベッドから動けずにいたお年寄りがリハビリをがんばって再び歩けるようになったりすると、その方々にはとたんに生命力の輝きがよみがえってきます。

私は長く訪問診療を行なってきて何度もそういう感動的な場面に立ち会っているのですが、「食べられた！」「歩くことができた！」というとき、患者さん方の目にはパーッとまぶしいくらいの光が宿ります。

本当に、まるで別人ではないか？　と思うくらいに表情が明るくなるのです。

おそらく、**「食べられること」「動けること」は、私たち人間にとって「根源的な生のよろこび」**なのでしょう。

もっと言えば、「食べるよろこび」「動けるよろこび」こそが、私たちの生命活動を突き動かす原動力なのかもしれません。

これまで述べてきたように、人は「食べる」ということを日々しっかり行なっていれば、体の筋肉を守ることができ、それによって「食べる」「動く」という機能を守っていくことができます。そして、自分がここから先どのように生きていきたいのか、自分の口できちんと伝えることができます。

「食べること」は「生きること」です。

これは、わたしたち人間が決して忘れてはいけない基本中の基本だと思います。よりよく生きたいなら、どんなことがあっても「食べること」を細らせてしまってはいけないのです。

とりわけ、高齢になって体の衰えを自覚するようになってきた人は、自分の生命をちゃんと守っていきたいなら、「食べること」に対して自分の全精力を傾けて力を注ぐぐらいでないといけません。

そして、この時期に「食べること」にしっかり力を注いだ人は、「食べる機能」と「動く機能」を守り抜いて、自分の人生の最後を人間らしいものにしていくことができるわけです。

人生のラストステージを人間らしく生き、幸せに死んでいけるかどうかは、「どれだけしっかり食べたかで決まる」と言ってもよいのではないでしょうか。

「孤食」の人は
早死にしやすい！
食事は
「人とのつながり」が
とても大切

実はもうひとつ、人生のラストを幸せにするために欠かせない要素があります。その要素は「食事を誰かと一緒にとる」という習慣です。

というのも、**食事をひとりで食べる「孤食」の人は、「死亡率がグッと上がる」**ことがわかっているのです。これに対し、**家族や友人と一緒に食事をする「共食」が習慣になっている人は「長生きする傾向」が高い。**

つまり、人生のラストを「幸せコース」に進みたいなら、できるだけ誰かと一緒に食事を楽しむようにしたほうがいいというわけです。

もっとも、ここで気をつけておいてほしいのは、**必ずしも「ひとり暮らし」がいけないというわけではない**という点です。

「孤食と死亡リスクの関連性」を調べた研究によると、たとえひとり暮らしでも、友人やご近所の人など食事をともにできる相手がいれば、死亡リスクが20%も減ることがわかっています。

また、たとえ家族と同居をしていても、高齢者が食事をひとりでとるのが習慣になっていると、死亡リスクが1・5倍にアップすることもわかっています。

〈「ひとり暮らし」が問題ではなく「孤食」が問題〉

〈高齢者の居住形態と食形態と死亡リスク〉

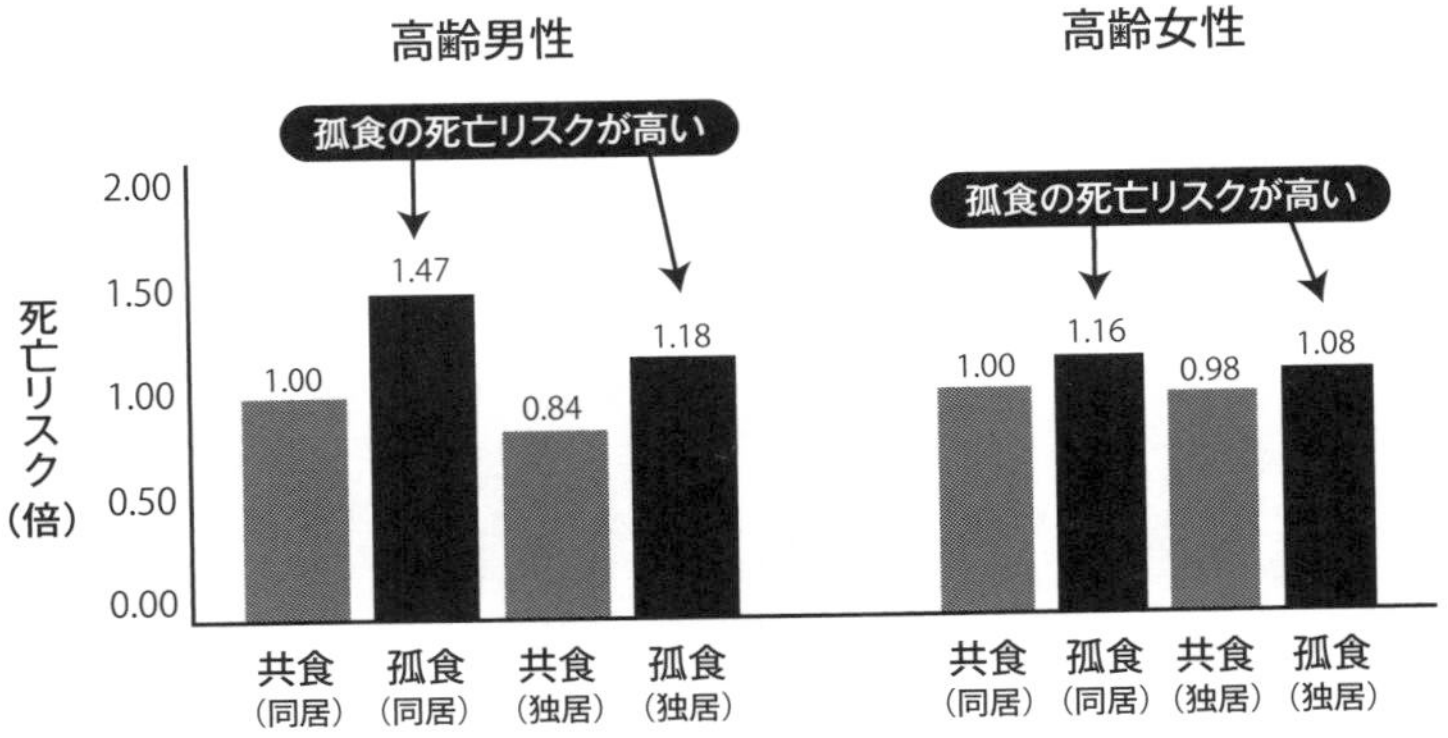

出典：Tani Y,et.Al.:Eating alone yet living with others is associated with mortality in older men:The JAGES cohort survey.J Gerontol B Psychol Sci Soc Sci.73(7):1330-1334,2018.

つまり、ひとり暮らし（独居）か家族と同居かにかかわらず、「食事を誰かと一緒にとる」人間関係のつながりがあるかどうかが「長生きか、早死にか」の決め手になっているということ。

簡単に言えば、日々の食事において「人とのつながり」がない高齢者は死亡率が高く、「人とのつながり」がある高齢者は死亡率が低いということになります。

なお、この研究では、**とくに高齢男性が孤立しやすく、死亡リスクが高まりやすいことも明らかになっています。**男性のみなさんは高齢になったら、早めに「気兼ねなく食事をともにできるような人間関係」「いつでも一杯付き合ってくれる飲み仲間」をつくっておくとよいでしょう。

さらに、「社会とのつながり」をつくっておくことも大事です。

社会的コミュニティとのつながりがない高齢者は、さまざまな面で孤立しがちになります。「人間はひとりでは生きていけない」とよく言われますが、実際、社会とのつながりが希薄であることは、人と人とのつながりが希薄な人は、それだけで死亡リスクが高くなります。

実は、**「社会的な孤立」は、死亡リスクを大幅に高める**ことがわかっているのです。

中でも、高齢者が意識して深めておきたいのは「地域コミュニティとのつながり」です。高齢になると、行動や活動の範囲が一気に狭くなることが少なくありません。

ぜひ積極的に「ご近所付き合い」や「地域社会活動」で人や地域と交わって、元気なうちからつながりを深めていくようにしてください。

高齢者が大切にすべき二本柱は「食事」と「運動」

「食事」と「運動」は、高齢者が「生きる機能」を衰えさせないための「二本柱」だと言っていいでしょう。

この二本柱はふたつでひとつの「セット」であり、どちらが欠けても健康上重大な問題が起こることになります。

高齢者の場合、食事が少なくカロリーやたんぱく質が不足すると、筋肉の量が減少します。この筋肉量の減少は全身で同時進行するので、足腰が弱って「動く機能」が低下している人は、同時に「食べる機能」を支える喉、舌の筋肉も弱っています。それによってさらに食べられなくなり、さらに動けなくなり、とどんどん「生きる機能」が衰えていきます。

だから、高齢者は、まずは「食べること」、そして「動くこと」。これにより、筋肉を守ることが大切です。

現在90歳、日本最高齢のフィットネスインストラクターとして活躍するタキミカ（本名：瀧島未香）さんをご存じでしょうか？　タキミカさんは、好きなものを好きなだけ食べ、夜はワインで晩酌、食事制限は一切していないとか。その代わり、食べた分は運動して「動ける体と筋肉」をしっかり守っているようです。元気はつらつな生き方、見習いたいですね。

高齢者が筋肉を守っていくには、「年とともに深刻になってくる筋肉減少の流れ」に逆らっていく必要があります。

先にも述べたように、筋肉量の減少は、中年以降、1年に1％のペースで進むのが普通です。このペースでいくと、80歳になったときに、筋肉量が20歳時の40％程度にまで減少してしまうことになります。

しかし、日々の食事量が少なかったり日々の活動量が少なかったりすると、短期間のうちにどっと筋肉が落ちて、あっというまに「サルコペニア」に陥ってしまうケースが少なくないのです。

なお、サルコペニアで最も典型的なのが、何度かお話ししている「入院中の筋肉量減少」です。

高齢者の場合、入院中に低カロリーの食事しかとれず、さらにベッドを動けない状態で放っておかれると、「1日に1％」とものすごい勢いで筋肉が減ってしまうこともめずらしくありません。

こんなハイペースで筋肉が落ち続けたら、それこそあっという間に「食べる機能」「動く機能」が失われて、数週間のうちに完全に寝たきりの状態になってしまいかねないのです。

ともあれ、高齢者が筋肉を守っていくには、こういったサルコペニアの落とし穴にハマらないように気をつけながら、年々進む「筋肉減少の流れ」に逆らっていかなくてはならないわけです。

では、年をとったら、日々の生活でいったいどのように筋肉を守っていけばよいのでしょうか。

食事面に関してはこれまでたくさん紹介してきたので、次の項目から運動面のノウハウを簡単に述べていきましょう。

「食べる機能」「動く機能」を
失わないように、
家にこもらず、
出歩く工夫をする

運動面では、まず日常生活における「不活動」をできるだけ少なくしていかなくてはなりません。

「不活動」とは、簡単に言えば、寝てばかり座ってばかりで、ろくに体を動かしていないような状態を指します。

みなさんの中にも、1日中居間のテレビの前でうつらうつらしていて、体をほとんど動かしていないような方がいらっしゃるのではないでしょうか。

こうした不活動は、サルコペニアを進ませる大きな要因となるため、なんとしても避けなくてはなりません。思い当たる方は、横になったり座ったりしている時間をなるべく減らし、「日中の活動度を上げる工夫」をしてください。

活動度を引き上げるには、意識して用事をつくり、外出の機会を増やすのがおすすめです。

たとえば、「今日は近所のスーパーに買いものに行く」「明日は駅のATMにお金を下ろしに行く」「明後日はドラッグストアに湿布を買いに行く」といったように、1日に最低1回は外に出る用事をつくるのです。

そうすれば、必然的に立ったり歩いたりしている活動時間が長くなり、日々コンスタントに筋肉に運動刺激を送れるようになるはずです。

それと、ぜひ「歩く時間」を増やしてください。

よく「高齢者は足腰を弱らせてはいけない」と言われますが、足腰の衰えを防ぐには、やはり毎日こまめに歩くのが基本なのです。

人間の筋肉は、70%が足腰などの下半身に集中しています。そして、たくさんの筋肉が集中しているからこそ、この部分の筋肉は衰えやすい。普段から動かして使っていないと、筋肉量がてきめんに減ってしまいやすいのです。

つまり、それを防ぐには、**「歩く」という「足腰の筋肉を使った最も基本的な運動」を日々続けていくのがいちばんいい**わけですね。

「歩くこと」には実にさまざまな健康効果が報告されており、歩行は「最もコストパフォーマンスの高い寿命の延ばし方」と言ってもいいでしょう。

「何歩歩くといい」「何分歩くといい」といった研究もたくさんありますが、高齢者の場合は、生活の中で何回にも分けてこまめに歩くスタイルで構わないので、**1日トータル「8000歩」を目指す**とよいでしょう。

ちょっと遠めのスーパーに歩いていくなどの工夫をすればわりと達成できる数字ですので、なるべくこまめに歩いて歩数を稼ぐようにしてみてください。

また、余裕のある方は「とぼとぼ歩き」ではなく、**「姿勢よく早歩きをする」**ことをおすすめします。

ずっとでなくてもいいので、1日の中で何回か早歩きをする機会を設けるようにするといいでしょう。

「活動度を上げる」

「こまめによく歩く」

その2つの基本を日々実践して、しっかり筋肉を守っていくようにしましょう。

簡単な筋トレで
人生の最期まで
「筋肉」を守ろう！

高齢者が筋肉を守っていくには、筋トレを行なうのもたいへん有効です。〝年寄りが筋トレなんてやって大丈夫なの？〟と思う人もいるかもしれませんが、むしろ、**筋肉量が減ってきたお年寄りこそ、筋肉をしっかり維持していくためのトレーニングが必要**なのです。

筋肉は80歳になろうとも90歳になろうとも、トレーニングをすれば太くなることがわかっています。

高齢期になって減っていく筋肉のほとんどは「速筋《そっきん》」です。筋肉には速筋と遅筋《ちきん》とがありますが、そのうちの**「瞬発的に大きな力を入れる動作」を担当する速筋のほうが、高齢になるとより減りやすい**のです。

そして、この速筋を維持したり増やしたりするのに適しているのが筋トレなどの無酸素運動。高齢になってじわじわと筋肉が減ってきた人は、普段から積極的に筋トレを行なって速筋の減少を食い止めていくといいわけです。

では、具体的にどのような筋トレを行なえばいいのか。最後に、高齢の方におすすめの筋トレメニューを紹介しましょう。

これらはどれも、足腰を弱らせないためにたいへん役立つメニューです。しかも、簡単なのに、高い効果を上げることができます。衰えが進んできた高齢の方でも無理なく行なうことができるので、ぜひトライしてみましょう。
ただし、トレーニングの際は、転倒しないよう十分注意してください。

メニュー① 片足立ち

ある研究では**「1分間の片足立ちで53分歩いたのと同等の効果が得られる」**ということが報告されています。それくらい、片足立ちは足の筋肉を効率よく刺激できる優れたメニューなのです。

1本の足で立つと「よろけることなくまっすぐをキープしよう」と太ももやふくらはぎなど足のさまざまな筋肉が総動員されることになります。これにより、短時間で総合的な筋トレ効果が生み出されるわけです。

高齢の方は左右ともに1分が目安。転倒予防のため、よろけたときにパッとつかまれるよう、イスなどを横に置いて行なうようにするといいでしょう。

1

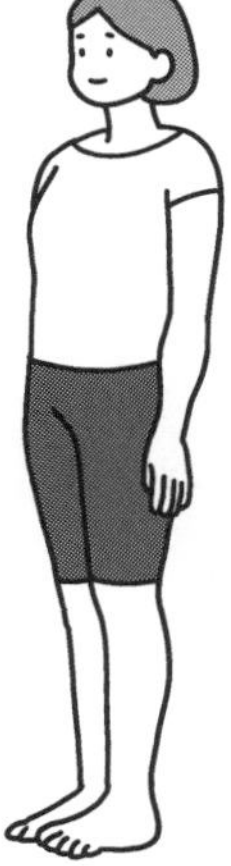

片足立ち

①リラックスして、腕の力を抜く。足をまっすぐ伸ばして立つ。

2

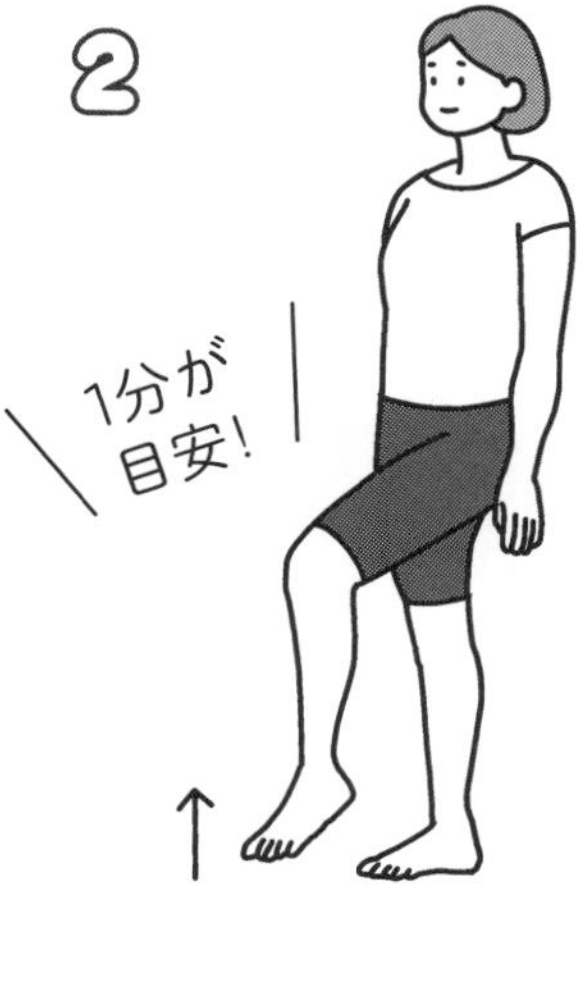

②片方の足を軽く上げ、何秒浮かしていられるかをチェック。

※目は開けたままでOK !

※転倒しないように、つかまるものがある場所の近くで行なう。

メニュー② イス立ち上がり

「イスから立ち上がる」という動作は、ごく簡単なスクワットだと言っていいでしょう。

このメニューは、**「イスに座る」「イスから立ち上がる」を何度も繰り返すことによって、下半身の筋肉を鍛えるトレーニング**です。

まず、肩幅くらいに足を開いてイスの前にまっすぐ立ちます。両手は胸の前で交差させてください。

そのうえで、座ったり立ったりを繰り返すのです。この際、あまりドスンと腰を下ろさずに、座ったときにお尻が座面に着いたらすぐに立ち上がるようにしてください。

1分間も行なえば、かなり足全体が疲れてくるはず。高齢者はこの1分間のトレーニングを朝夕1回ずつ行なうだけでもOKでしょう。

余裕がある人は、1分間1セットで休憩を挟みながら2〜3セット行なうようにしてみてください。

1

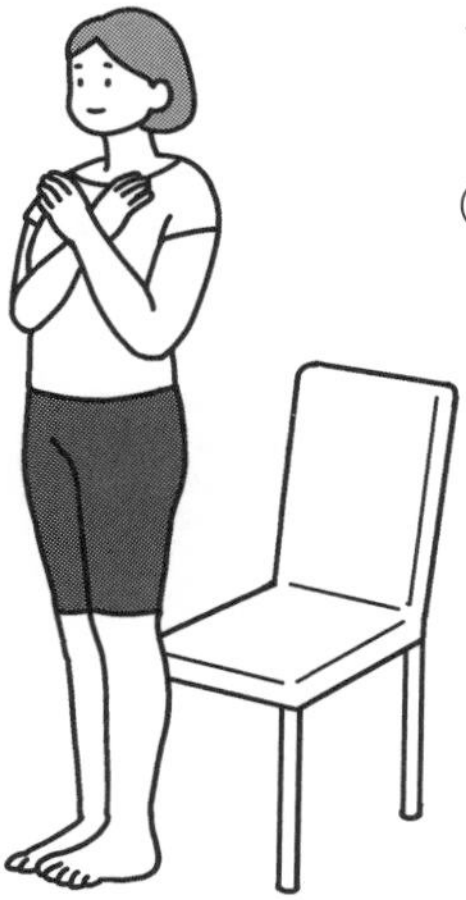

イス立ち上がり

①両手を交差させて、イスの前に立つ。

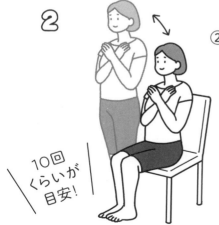

2

②できるだけ速いスピードで1分間立つ、座るを繰り返す。

メニュー③　つかまりスクワット

スクワットは下半身の筋肉を総合的に鍛えられますが、ここでは、イスの背につかまりながら行なう「つかまりスクワット」をご紹介しましょう。

まず、両足を肩幅に広げてイスの後ろに立ちます。そして、イスの背をつかみ、息を吐きながらゆっくりひざを曲げて腰を落としていきます。ひざの高さくらいまで腰を沈ませたら、息を吸いながらゆっくり元の姿勢に戻りましょう。これを何回も繰り返していくのです。

なお、スクワットを行なう際は、ひざを曲げたときにひざ頭がつま先よりも前に出ないように注意してください。ひざ頭が前に出過ぎると、ひざの関節を痛めるリスクが高くなるのです。また、深く屈伸するほど効果が上がるというわけでもないので、あまり深く曲げ過ぎないようにしたほうがいいでしょう。特に、ひざ痛などの不安がある方は無理をし過ぎないようにしてください。

高齢者の場合は、1セット10回行なうのが目安。慣れてきたら、2～3セット行なってみましょう。

つかまりスクワット

1

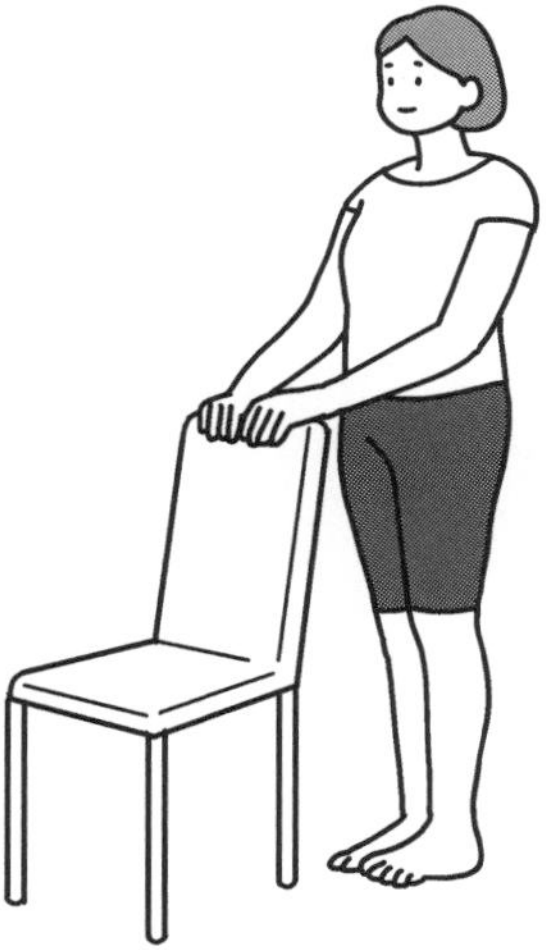

①椅子の背につかまって、
まっすぐ立つ。

2

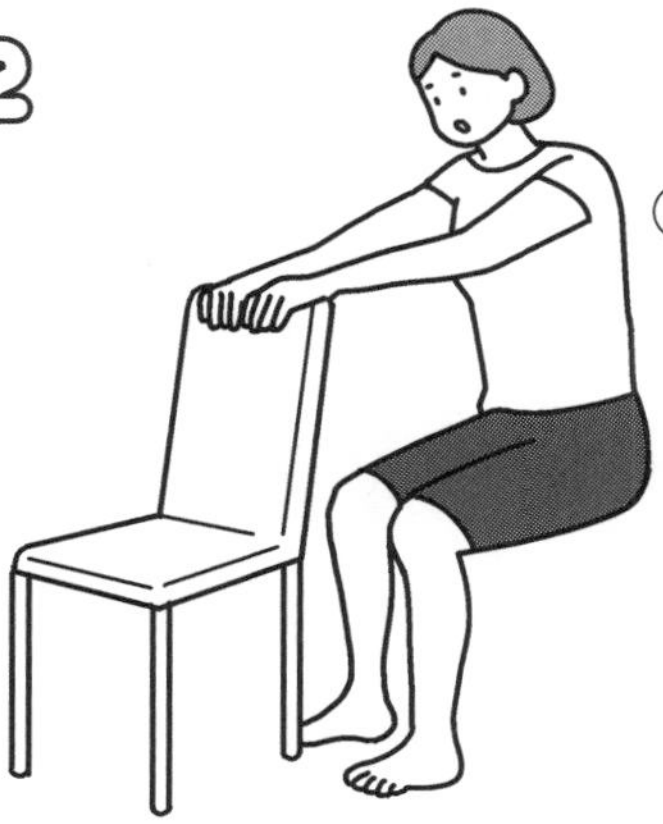

②ひざの高さまで腰を沈ませる。

回数の目安

- 初級レベル　10回
- 中級レベル　20回
- 上級レベル　30回

メニュー④　座ってひざ伸ばし

その名の通り、「イスに座りながら足を曲げ伸ばしするメニュー」です。

まず、イスに浅く座って背すじを伸ばします。両手はイスの座面をつかんでください。そして、片方の足を上げて、前方へゆっくり伸ばしていきます。ひざがピンとまっすぐになるまで伸びたら、ゆっくり元に戻してください。10回繰り返したら、もう片方の足も同じように行ないましょう。これを1セットとして、余裕がある場合は2〜3セット行なってください。

このトレーニングでは主に「太ももの前側の筋肉」が鍛えられます。これは歩行の際に足を上げるために欠かせない働きをしている筋肉。この筋肉が弱ってくると、足があまり上がらず、つまずいたり転んだりすることが多くなります。すなわち、転倒骨折を防ぐためにも、高齢者はぜひ鍛えておきたい筋肉なのです。

筋トレは、日々の積み重ねが大事。みなさんも毎日の食事と同じ感覚で生活に取り入れ、最期まで「食べられる体」「動ける体」をキープしていきましょう。

1

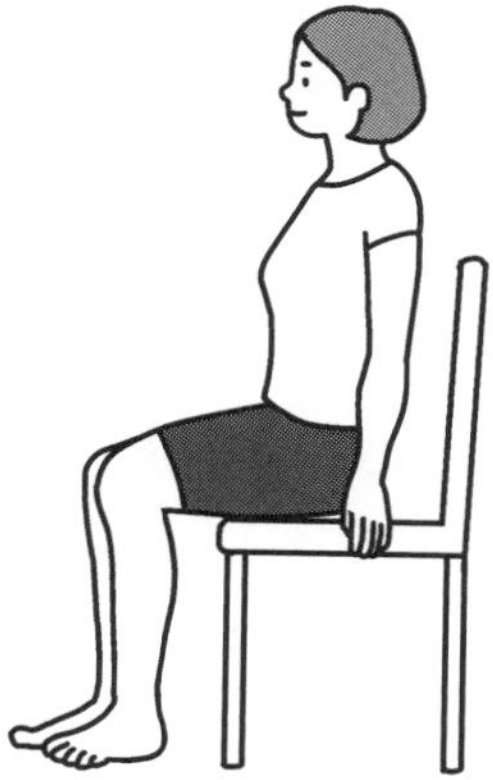

座ってひざ伸ばし

①イスに安定するように腰かける。両手でイスの座面をつかんでおく。

2

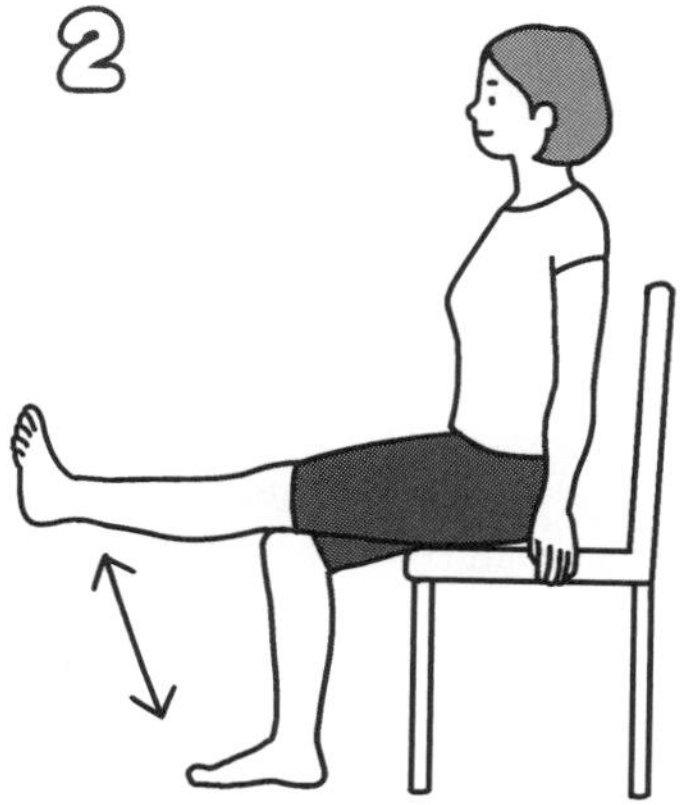

②片足ずつ、ひざの曲げ伸ばしをする。

回数の目安

・初級レベル　左右10回ずつ
・中級レベル　左右20回ずつ
・上級レベル　左右30回ずつ

あとがき

食べることは、生きること

本書を手にされたみなさんは、おそらく元気で長生きしたいと思っておられるはずです。

そのためには体重を増やさないように気を付けて、血圧や血糖、コレステロールをしっかり下げて、身体にいいものを食べて……

病気にならない、さまざまな努力をしてこられたのではないでしょうか。

世の中には、そんな「健康で長生き」するためのアドバイスがあふれています。

しかし、実際、その多くは身体機能の維持された若年〜中高年を対象としたものです。

そして、元気に長生きするための健康習慣の常識が、人生の後半で１８０度変わることを知っている方はごくわずかです。

ほとんどの方は、年を重ね、身体が弱ってきても、若いころからの健康習慣に固執します。そして、実はその「健康習慣」こそが、要介護度の進行を早め、急変や入院のリスクを高め、生活の質を大きく低下させる大きな要因になっているのです。

私は在宅医療を通じて、数千人の高齢者の人生の最終段階に伴走してきました。日々の診療を通じて、「あのタイミングで生活習慣を切り替えていたら、まだまだ元気に過ごされていたかもしれない……」そんな人をたくさん診てきました。元気で不自由なく生活している時期と、少しずつ身体の衰えを自覚しはじめた時期と。

よりよく、より長く生きていくためには、タイミングを見きわめて「健康習慣」をギアチェンジする必要があるのです。そして、それがうまくできていないことが、要介護高齢者が急増している1つの要因なのではないかとも考えています。

人生100年時代。

この長い人生を、よりよく生きるために、自分の身体としっかり向き合い、その時々の状況に応じた健康習慣を身に着けていただきたい、そんな思いで本書をまとめました。

太らないほうがいい。血圧や血糖、コレステロールは低いほうがいい。確かに間違っていません。若い人たちが、より長く、より健康に生きていくためには、老化を防ぎ、老化の速度をできるだけ遅らせることが重要です。

生活習慣病を治療するのも、メタボを改善するのも、「血管の老化＝動脈硬化の加速」を抑制することが目的です。それにより、全身の臓器をよりよい状態で保つことができますし、病気のリスクを下げることもできます。

しかし、年を重ね、身体の衰えを自覚するようになった人は、すでに老化がある程度進行しています。この段階になると、老化を遅らせる治療や生活習慣はあまり意味がないばかりか、むしろ危険を伴うこともあります。

たとえば、生活習慣病の治療はそこから先の寿命にあまり影響を及ぼしません。むしろ、血圧や血糖、コレステロールを下げすぎることにより、逆に事故や死亡のリスクが高くなることがわかっています。

逆に、栄養状態が良好、ちょっとぽっちゃりしていたほうが、肺炎や骨折などが起こりにくく、要介護や死亡のリスクも低くなることも明らかになっています。

身体の衰えのサインが出てきたら、健康習慣をギアチェンジする。

老化を防ぐのではなく、老化に伴うリスクを減らす。

そのためには、まずはしっかりと食べて、体重を守ること。

できれば少しだけ多めに蓄えておくこと。

そうすれば、よりよく、より長く生活を楽しむことができると思います。

そのうえで、留意していただきたい点が3つあります。

1．食事はおいしく楽しくが基本

体重を増やさなきゃ！　と無理をする必要はありません。

食事は単なる栄養補給ではなく、人と人とのつながりを確認する場でもあります。この誰かとつながっているという感覚が、私たちが健康を維持するために非常に重要な要素の1つであることもわかってきています。

できればご家族と、ひとり暮らしの方も、ご近所さんやご友人と一緒に食事をする機会を持つようにしてください。食べるだけでなく、一緒に準備して、一緒に片付けて、いっぱい話して、いっぱい笑って、その時間を楽しんでください。

2. 現在、病気の治療中の方は、勝手に薬を減らしたり、食事療法を中止したりせず、まずは主治医の先生と相談してみる

高齢者であっても、現役並みに元気な人は、若い人に準じた治療をしたほうがいい場合があります。一方で、低栄養やフレイルの人には一定の手加減が必要です。どこまで厳格に治療・食事制限すべきなのか、主治医とよく話し合ってみてください。

3. 食べたいときに、食べたいものを、食べられるだけ

どんなにがんばっても、私たちはいつか必ず最期の時を迎えます。これは生きものとしての私たちの宿命です。

その時が近付くと、身体が自然と食べ物や水分を要求しなくなっていきます。これは自然な経過です。そうなったら無理に食べる、食べさせる必要はありません。食べたいときに、食べたいものを、食べられるだけ。そして、人生最後の食事は、大切な人たちと、大好きなもので締めくくってください。

「食べることは、生きること」

尊敬する五島朋幸先生の言葉です。

食べることが嫌いな人はいないはずです。それなのに、食べたいものをガマンして、体重を減らして、それで具合が悪くなる。こんなばからしい話はありません。

おいしく食べて、最期まで楽しく生きる。

日本が、そんな元気な高齢者がたくさんいる国になったら。

超高齢社会もそんなに悪い未来ではないのかもしれません。

2021年12月　佐々木淳

在宅医療のエキスパートが教える
年をとったら食べなさい

2021年12月10日

著　者　　佐々木淳

発行者　　大山邦興
発行所　　株式会社 飛鳥新社
〒101-0003
東京都千代田区一ツ橋2-4-3 光文恒産ビル
電話（営業）03-3263-7770（編集）03-3263-7773
http://www.asukashinsha.co.jp

装丁　　小口翔平、阿部早紀子（tobufune）
印刷・製本　　中央精版印刷株式会社

ISBN 978-486410-820-1

編集担当　古川有衣子